한 평생 온 가족 건강을 위하여

우울증
예방과 치료법

현대건강연구회편

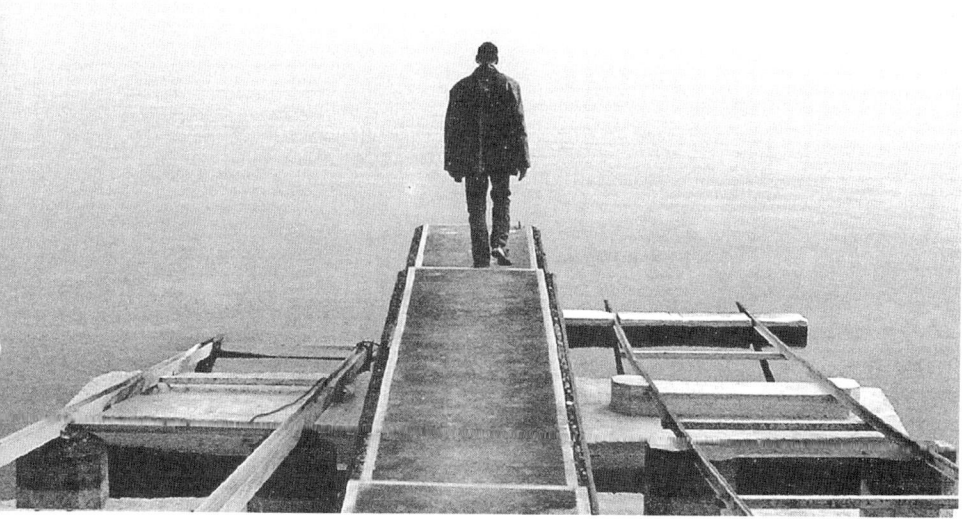

太乙出版社

머 리 말

우리 나라에선 아직 대부분의 사람들에게 다소 낯선 이 '울병(鬱病)'이란 말을 사전적(辭典的) 의미로 풀어 보면 다음과 같다.

조울병(躁鬱病)의 한 형(型).
내인성(內因性)에서 오는 감정의 우울과 의욕의 억제를 주징(主徵)으로 한다.
정신적으로 불안하고 염세적 기분이 따르며 나아가서는 절망감을 견디지 못해 자살 기도 등을 하게 된다.

이런 사전적 의미는 그만두고라도 첨단 정보화, 고도 전문화, 핵가족화 시대를 살아가는 우리들은 촘촘히 짜여진 나날의 구조물로부터 끊임없이 밀려 오는 정신적 스트레스의 파도를 바위처럼 묵묵히 견뎌내야 한다.

그러면서 우리들은 짐짓, 자신의 존재 가치에 대해 회의를 느끼고 소외감(疏外感)을 느끼며 살아 가는 이유조차도 의문을 품고 바라보게 된다.

그럴 경우 우리들은 누구나, 한 번쯤은 자신의 일상으로부터 달아나고 싶어하거나 말 한 마디도 꺼내고 싶지 않을 정도로 삶에 대해 염증을 느끼고 울병 정도는 아니지만 그와 비슷한 '우울증'을 경험하게 된다.

하지만 격랑의 파도가 지나가면 바다는 잔잔해지듯, 우리들은 '희망'의 내일을 내심 믿어 의심치 않으며 건강한 삶의 터전으로 복귀하게 된다.

이렇듯, 대부분의 사람들이 우울과 희망의 과정을 반복하면서 일생이라는 기나긴 여정을 순탄하게 항해하지만, 간혹 이러한 보통의 대류(大流)에 쉬이지 못하고 오랫동안 절망과 비탄의 진창 속에서 고통스러워 하는 사람들을 만나게 된다.

그러나 그들의 그런 내적인 고통은, 대부분 표면상으로는 거의 나타나지 않기 때문에 주위의 사람들은 그들의 심리적 고통의 절망적인 상황을 눈치채지 못한다고 하며 더 나아가 그 자신마저도 자신의 절망적인 심리 상태를 제대로 파악하지 못한다고 한다.

그래서 상황이 극도로 악화된 후에야 수습하려고 노력하지만 그때는 근본적인 심리 치료조차도 매우 어려워져 있는 경우가 허다하다는 것이다.

이에 이 책에서는 '울병'이라 불리는 '정신적인 암(癌)'이란 것이 왜 생기는 것이고 어떤 특징을 보이는지, 약물 치료가 아닌 자연 치유법이라 할 수 있는 S.I.S.식(式) 치료법이란 게 무엇인지를 소개하여 울병 환자들이나 일종의 '울상태(鬱狀態)'에 있는 사람들에게 작은 도움이 되고자 하였다.

여기서 말하는 S.I.S.식 치료법이란 '아침에 일찍 일어나기'를 시초로 하여 아침 산책과 체조, 자기 맹세와 기록, 일기, 명상 등을 통하여 울병과 울상태를 극복, 치료하는 것으로써 기존의 의학적인 약물치료와 비교했을 때, 일종의 자연치료법이라고도 할 수 있을 것이다.

이 책은 총 4장으로 나누어 구성되어졌는데 제1장에서는 수년 전 일본으로 이민간 K여사의 울병 극복(치료) 사례가 다루어졌다.

즉, K여사가 울병 치료 과정에서 우연히 알게 된 S.I.S.식 요법과 그 요법 중의 하나로 '일찍 일어나기 모임'에 나가서 겪었던 치료 체험담을 싣고 있다.

아울러 K여사가 그 모임에서 알게 된 사람들 중 울병의 다양한 유형을 보여 주고 있는 울병 치료 사례를 다섯 가지로 정리, 게재하였다.

한편 제2장에서 제4장까지는 울병에 관해 본격적인 이론을 다루고 있는 바, 우선 제2장은 울병이란 어떤 병인가?에 대해서, 제3장은 울병 치료를 위한 이론편으로써 S.I.S.식 요법에 대해서, 제4장은 그 요법의 실제 실천 요령에 대해서 상세히 설명하였다.

우리들은 신체적인 고통에는 민감하면서도 그것이 정신적인 경우, 대체로 소홀하게 생각하고 지나쳐 버린다. 그러나 그 횟수가 반복되면서 쌓이게 되면 그것은 이미 중증의 '정신적 암(癌)'이 되어 대인관계를 해치고 정상적인 사회 생활을 어렵게 하며 나아가, 심한 경우 자살에까지 이르게 한다. 즉, 그것은 '죽음에 이르게 하는 병'이 될 수 있는 것이다.

꼭, 울병 극복을 위해서 뿐만 아니라 현대를 살아 가면서 과중하게 받는 스트레스로 인해 이미 '정신의 노년기(老年期)'를 겪고 있는 많은 사람들에게 삶의 활력을 되찾는 계기로 이 책이 활용되기를 바란다.

아울러 현재 울병의 고통 속에서 나날을 지겹게 살아나가고 있는 독자에게는 새로운 삶의 이정표로서 이 책이 활용되기를 진심으로 바라마지 않는다.

엮은이 씀.

울병(鬱病) 예방과 치료법
S.I.S.식 요법으로 울병을 극복한다
* 차 례 *

□ 머리말 ·· 7

제 1 장 / 이렇게 해서 울병으로부터 해방되었다
─ '일찍 일어나기'로 시작되는 S.I.S.식 울병 치료법 체험 사례

□ S.I.S.식 요법으로 심리 치료를 하는 '일찍 일어나기 모임'
  에 가입하여 성격을 개선하였고 울병의 고민도 극복 ········· 20
치료 사례 ① 출산 후유증으로 울병이 된 경우 ······················· 37
치료 사례 ② 환경의 변화로 인해 울병이 된 경우 ··················· 42
치료 사례 ③ 과중한 업무로 인해 울병이 된 경우 ··················· 47
치료 사례 ④ 시선 공포심으로 인해 울병이 된 경우 ················ 51
치료 사례 ⑤ 사람들의 이해 부족으로 울병이 재발된 경우 ··· 55

제 2 장 / 울병(鬱病)이란 어떤 병인가
─ 우울 상태가 오래 계속되어 사회 생활이 곤란해진 상태를 울병이라고 한다

1 아무리 강인한 신경을 갖고 있어도 울병에 걸릴 가능성은
  있다 ·· *60*
2 우울 상태가 오래 계속되어 사회 생활이 곤란해진
  상태를 울병이라고 한다 ··· *62*
3 고통스러운 울병이지만 인격에 변함은 없다 ················· *64*
4 울병이라고 해도 여러 가지 모습이 있다 ······················· *66*
5 요즘의 내과는 가면(假面) 울병 환자로 넘치고 있다 ········ *70*
6 울병의 증상은 단계적으로 변화한다 ······························· *73*
7 조울병(躁鬱病)은 유전되는 것일까 ··································· *77*
8 조울병에 걸리기 쉬운 타입이 있다 ································· *80*
9 울병은 울병과는 무관해 보이는 사람이 걸리기 쉽다 ········ *83*
10 자신은 희생해도 타인을 먼저 생각하는 사람이 울병이
   되기 쉽다 ·· *89*
11 울병에 걸리기 쉬운 사람은 앞을 읽고 합리적으로
   해결하려는 성격을 갖는다 ·· *92*
12 환경의 변화에 좀처럼 순응할 수 없는 성격은 울병이
   되기 쉽다 ·· *95*
13 울병이 되기 쉬운 성격은 부모의 교육 방침에 따라
   결정된다 ·· *98*
14 가족, 가정이라는 긴급 피난처가 있으면 자살은 막을 수
   있다 ·· *102*
15 알콜 의존증이라는 이름의 울병 ···································· *106*
16 현대 의학의 치료만으로는 완치할 수 없는 게 사실이다 ··· *108*

17 당신도 울병에 걸려 있을지 모른다 ·················· 110
18 울병 여부의 자기 진단을 해보자 ····················· 112

제 3 장 / 마음과 몸, 양면 작전으로 울병을 극복한다
S.I.S.식 요법의 이론편
— 울병 치료 중에서 가장 중요한 것은 재발(再發)을 막는 것이다

☐ 아무리 지식을 비축해도 울병은 치료되지 않는다 ············ 116
☐ S.I.S.식 요법이란 울병 치료를 믿고 행동하는 것이 테마 ···118
☐ 마음과 몸의 양면 작전으로 몸도 마음도 복원하는 원리 ···121
☐ 약물만으로 개선할 수는 있어도 근본적인 치료는 하기
    어렵다 ··· 127
☐ 주변 사람들에게 신경 쓰지 않는 자기 개혁을 ················ 130
☐ 훌륭한 의사나 전문 상담가를 만나서 근본적인 대책을
    세우자 ··· 131
☐ 구애(拘礙)의 사슬을 끊고 목적의식을 갖게 하는 것부터
    치료는 시작된다 ··· 134
☐ S.I.S.식 요법은 첫 10일간의 치료가 포인트가 된다 ········ 137
☐ S.I.S.식 훈련법은 신체를 사용해서 마음을 조정하는
    것이 테마 ··· 139
☐ 울병과 자율신경실조증(自律神經失調症)의 대책은

기본적으로 같다 ·· *142*
□ S.I.S.식 요법으로 울병을 날려 버릴 수 있다 ·················· *145*

제 4 장 / 이렇게 하면 울병은 반드시 좋아진다
S.I.S.식 요법의 실천편
─ 자기 집에서 할 수 있는 S.I.S.식 3개월 요법

실천 ① S.I.S.식 일찍 일어나기 건강요법과 '맹세' ······ *150*
□ 잠이 깨면 그 즉시 벌떡 일어나는 것이 중요 ···················· *150*
□ 평균 기상 시간보다 2시간 이상이나 늦으면 이상하다고
  생각하라 ·· *152*
□ 처음엔 아침 7시 기상부터 시작하며 목표는 5시 기상 ······· *153*
□ 일찍 일어나기는 건강에 빼놓을 수 없는 것 ······················ *157*
□ 맹세의 기원은 맹세의 실현으로 향하는 자기 자신의
  확인이기도 하다 ··· *158*
□ 가장 신성한 기분이 될 수 있는 장소에서 기도 ················ *159*

실천 ② 아침 산책과 실천 노트 ·································· *163*
□ 아침 산책을 하면 마음이 온화해진다 ······························· *163*
□ 아침 산책은 하루의 일정을 짜기 위한 산책이다 ·············· *165*
□ 실천 노트를 한 손에 들고 걷는 것이 요령 ······················ *166*
□ 비 오는 날, 바람 부는 날, 폭풍 치는 날에는 더 용기를
  내서 산책을 하자 ··· *168*

실천 ③ 아침 체조 ··· *170*

- □ 매일의 생활에 필요한 운동 *170*
- □ 5가지의 힘의 방향으로 움직인다 *171*
- □ 벌떡 일어난 후 곧 실시하면 상쾌하게 잠을 깰 수 있는 포즈 *174*
- □ 아침 체조를 실시할 때의 주의 사항 *179*
- □ S.I.S.식 요가 5원칙 *180*
- □ 아침 체조는 10개의 기본 포즈로 되어 있다 *181*
- □ 먼저 준비 체조부터 시작하자 *181*
  - • 기본 포즈 ① 상체를 앞으로 뻗는다 *184*
  - • 기본 포즈 ② 상체를 좌우로 비튼다 *186*
  - • 기본 포즈 ③ 상체를 벌린다 *189*
  - • 기본 포즈 ④ 상체를 뒤로 구부린다 *191*
  - • 기본 포즈 ⑤ 휴식의 포즈 *194*
  - • 기본 포즈 ⑥ 스키 타는 포즈 *196*
  - • 기본 포즈 ⑦ 코브라 포즈 *199*
  - • 기본 포즈 ⑧ 낙타 포즈 *201*
  - • 기본 포즈 ⑨ 활 포즈 *203*
  - • 기본 포즈 ⑩ 아치 포즈 *205*

실천 ④ '맹세' 노트의 실천 *209*

- □ 명확한 목적의식을 갖고 걸으면 인생이 생동감 넘친다 ... *209*
- □ 자신을 격려하고 의욕을 높이는 말을 써 둔다 *211*
- □ 맹세 노트가 주는 효과의 실제 *212*
- □ 맹세 노트에 의한 단계적 개선 사례 *212*
  - ⊙ 1단계 : 3개월째 —— 온화한 마음 *213*
  - ⊙ 2단계 : 6개월째 —— 자기 내면의 응시 *213*
  - ⊙ 3단계 : 9개월째 —— 강렬한 삶의 의욕 *214*
  - ⊙ 4단계 : 12개월째 —— 적극적인 교제 *214*

◉ 5단계 : 1년 3개월째 —— 가족들에 대한 배려 ·················· 215
◉ 6단계 : 1년 6개월째 —— 객관적인 마음가짐 ·················· 216
◉ 7단계 : 1년 9개월째 —— 인격적 도야 ·························· 216
◉ 8단계 : 2년째 —— 새로운 좋은 습성 ····························· 217

실천 ⑤ 체조와 S.I.S.식 자율훈련법 ················ 218
□ S.I.S.식 자율훈련법은 운동과 연결되기 때문에 누구나
  마스터할 수 있다 ·· 218
□ 암시 1 = 무거운 느낌 ·· 220
□ 암시 2 = 따스한 느낌 ·· 221

실천 ⑥ S.I.S.식 명상법 ································· 222
□ 자신의 마음과 차분히 사귀어 본다 ························ 222
□ 타인에 대해서 자신은 어땠는지를 성찰한다 ············ 223
□ 효과를 의심하기에 앞서서 우선 10번 정도 실천해 본다 225

실천 ⑦ S.I.S.식 일기 요법 ····························· 226
□ 울병이 된 원인을 스스로 분석하는 작업 ················· 226
□ 일기와 카운셀링으로 본심을 알 수 있다 ················· 227
□ S.I.S.식 일기요법에는 쓰는 방법이 있다 ················ 228

실천 ⑧ S.I.S.식 카운셀링 ······························ 230
□ 정신 분석 요법에는 여러 가지가 있다 ···················· 230
□ 모임을 통한 S.I.S.식 카운셀링과 자기 계발 ············ 232
□ S.I.S.식 울병 카운셀링 방법 ································ 233
□ S.I.S.식 울병 요법, 가벼운 증상에서 중증인 사람까지
  (증상별 3단계 프로그램) ···································· 234

① 걸을 수조차 없는 중증인 사람의 경우 ················235
② 자신의 일은 스스로 할 수 있지만 사회적인 행동은 할 수 없게
   된 사람의 경우 ···236
③ 익숙해진 사람의 경우 ··238
☐ '일찍 일어나기 모임'을 만들어 울병을 함께 극복한다 ···238
☐ 자기 계발의 4단계 ··240

제 1 장

이렇게 해서 울병으로부터 해방되었다

'일찍 일어나기'로 시작되는
S.I.S.식 울병 치료법 체험 사례

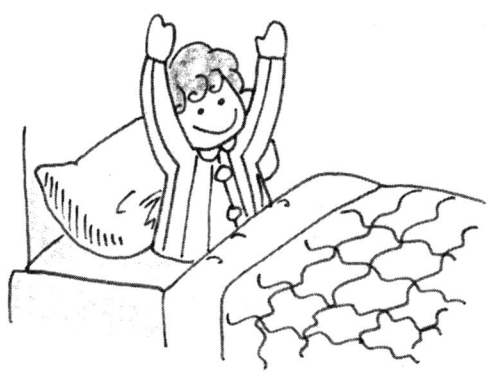

20

□ S.I.S.식 요법으로 심리 치료를 하는 '일찍 일어나기 모임'에 가입하여 성격을 개선하였고 울병의 고민도 극복

—— 일본으로 이민간 35세의 여성, K씨의 전언

중학생 시절이었다고 생각하는데, 나이를 먹어도 지금 나 자신의 성격이 달라지지 않고 그대로라면 나 자신을 용서할 수 없게 되는 것이 아닐까 하고 어렴풋이 느끼고 있었다.

그렇다면 좀더 적극적으로 친구를 많이 만들거나 모임에 가입하거나 해서 충실한 인간 관계를 만들면 좋겠다고 생각했지만 그런 모험도 할 수 없었고 항상 정해진 친구들만 만났고 정해진 일과대로만 행동하는 성실하고 얌전한 모범생이었다.

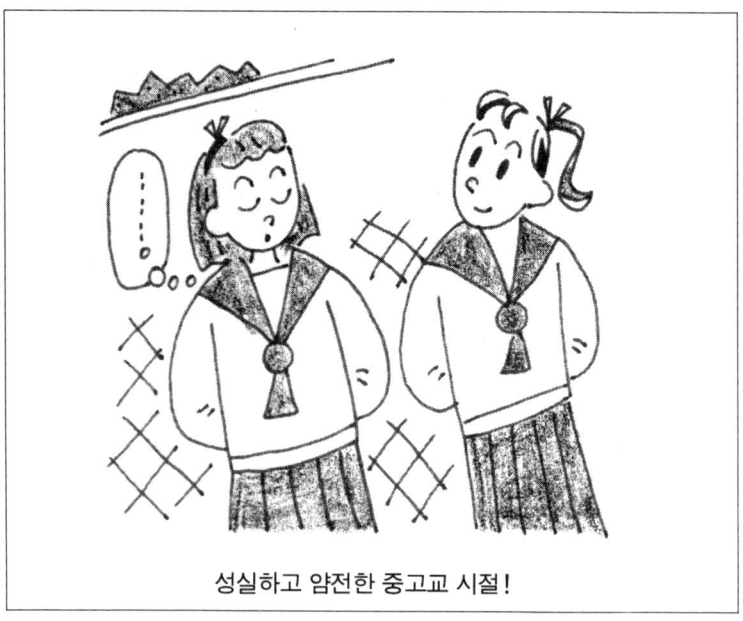

성실하고 얌전한 중고교 시절!

고교 시절도 그 연장이었으며 대학 시절은 더욱 교우관계가 좁아져서 아주 소수의 친구 이외에는 같은 학과 내의 학생들과 얼굴을 마주치는 것도 고통이었다.

그런 성격이 된 근본적인 원인은 가정에 있었던 것 같다.

엄격한 아버지는 항상 아이들의 일거수 일투족에 신경을 곤두세우고 있는 분이었다.

무슨 일에나 아버지가 절대적이었고 아버지 뜻에 따르지 않으면 화를 내신다는 사실을 알고 있었기 때문에 무슨 일을 하거나 항상 아버지의 보이지 않는 구속같은 것을 느끼고 있었다.

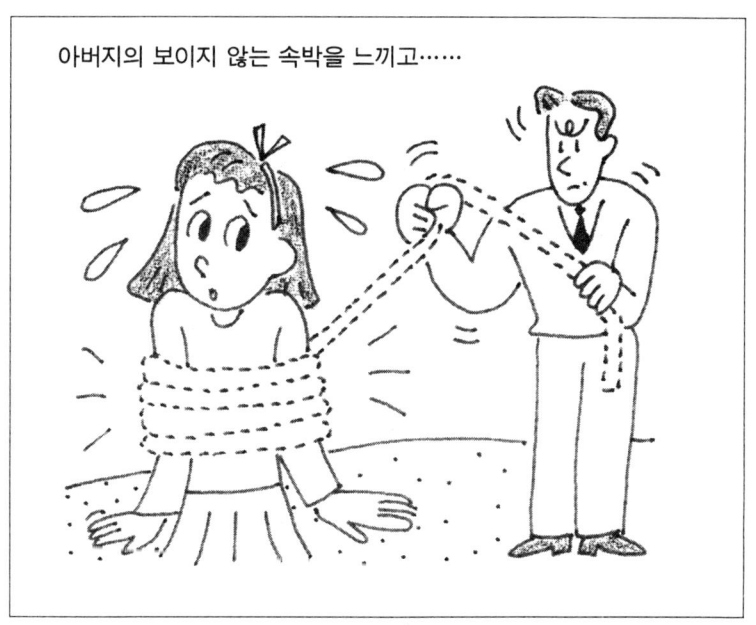

아버지의 보이지 않는 속박을 느끼고……

그런 가정 환경이었기 때문에 나는 위축돼 버려서 항상 사람을 무서워하거나 남의 눈을 신경써서 자유로운 발상도, 행동도 할 수 없는 인간이 되어 버렸다고 생각한다.

어릴 때부터 만일 자신이 이 집에 태어나지 않았다면 밝고 즐겁게 지낼 수 있었음에 틀림없다고 항상 생각하고 있었다.

결혼도 했고 나이도 많았지만 성격은 전혀 변하지 않았다. 남편과 같이 있을 때에는 마음이 편해져서 대인 공포증세도 느끼지 못했지만 밖에 나가서 사람들과 접하면 긴장감이 커서 '역시 난 안 돼!' 하고 절감하게 되었다.

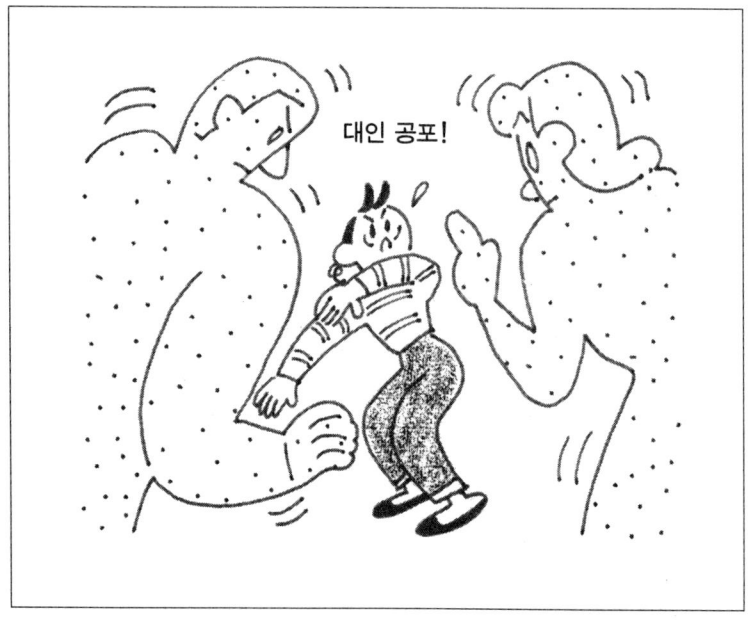

그때 그때를 어떻게든 자연스럽게 얼버무리기 위한 대처 방법은 알고 있었지만 그것으로는 근본적인 성격 개선은 되지 않

고 고통으로부터 달아날 수도 없었다.

 그 무렵 남편의 해외 근무에 따라 우리 가족은 일본으로 건너가 살게 되었다. 우리 나라에서도 대인 공포증이 있었던 내가 처음 일본에서 겪었던 심리적 부담감은 이루 말로 다할 수 없을 만큼 컸다.

 그런 일본 생활이 약 3년여가 되어가던 때였다. 전철을 타고 귀가하던 중, 우연히 '울병 노이로제'라는 문구가 있는 광고가 있는 것을 보게 되었다.

 그 광고의 주인공인 S선생은 그 당시 일본에서 탁월한 심리 상담가로서 유명했었는데 가끔 신문 지상이나 TV 등에서 S선생의 심리치료 사례를 들어 왔기에 내심 나의 관심을 끌게 된 것이다. 그러나 S선생의 심리 치료 요법에 대해서는 거의 모르고 있었던 게 사실이었다.

 따라서 카운셀링이나 최면요법 등의 온화한 치료법을 상상하고 있었던 나는 처음 '일찍 일어나기 모임'에 출석했을 때는 깜짝 놀라서 달아나고 싶은 심경이었다.

 오랫동안 집단활동 같은 것을 극력 피해 온 내게 있어서는 특별 도장같이 느껴져서 두 번 다시 오고 싶지 않다고 까지 생각되게 하였다.

 그래도 다행이었던 것은 곧 결단을 내리지 않았던 점이다. 여기에서 뒤로 물러나면 또 다시 원래대로 돌아가며 아무런 변화도 없다고 자신에게 타이르고 어쨌든 남아 있자고 결심했다. 그 후 무엇보다도 좋았던 것은 일본말도 아직 다소 서툴던 내게 따뜻한 정을 주면서 희망을 심어 주던 그 모임 동료들의 조언이었다.

집단요법 때에 생동감 있게 얘기를 해 주는 동료들의 조언은 매우 설득력이 있었다. '3개월만 일찍 일어나면 틀림없이 달라질테니까 속았다고 생각하시고 해 보십시오'라는 말에 어쨌든 3개월 동안 계속해 보자는 결심이 생겼다.

그리고 이른 아침, 산책을 계속하기 위해서는 산책 그 자체를 좋아하게 되는 것이 우선이라고 생각하고 좋아질 수 있을 듯한 산책 코스를 찾았다. 그리고 S선생님으로부터는 6시에 일어나라는 말씀을 듣고 있었지만 좋아하는 장소에 가기 위해서 5시 기상으로 결심했다.

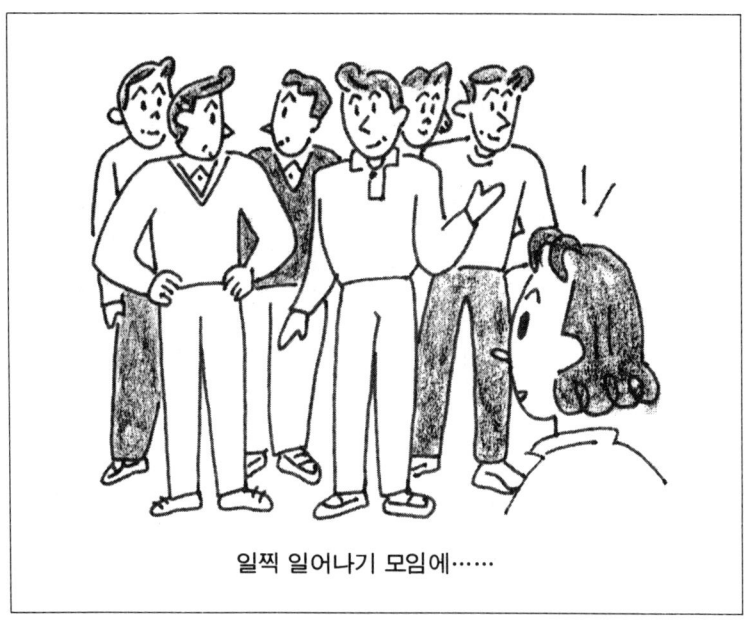

일찍 일어나기 모임에……

그곳에는 작은 폭포가 있어 그 물소리를 듣는 것이 스트레스로 가득해 있던 머리 속을 씻어내려서 새로운 에너지를 충전하고 기분을 전환시켜 준다는 면에서 산책이 매우 즐거워졌다.

그 후 나 자신에게 부과한 과제는 싫은 일로부터 달아나지 않는다는 것이었다. 내게 있어서 가장 괴로운 것은 남과 얘기하는 일이었기 때문에 '일찍 일어나기 모임'은 절대로 쉬지 않겠다고 결심했다.

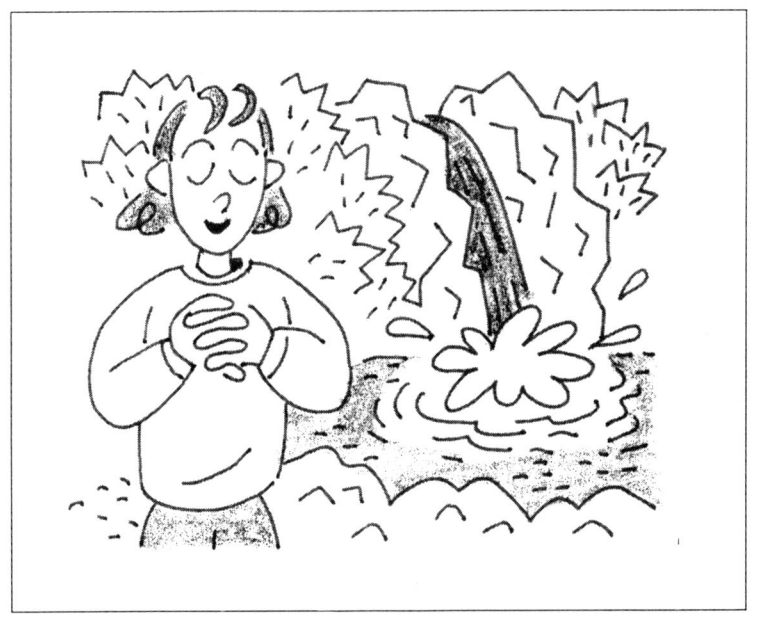

괴롭다고 해서 피하고 달아나 버리면 그 피하고 달아났다는 이유로 쓸데없이 자기혐오에 빠지는 것처럼 느껴졌고 모두에게 뒤처지고 싶지 않다는 마음도 있어 아마 아플 때를 제외하고 지금까지 결석한 것은 1~2번이라고 생각한다.

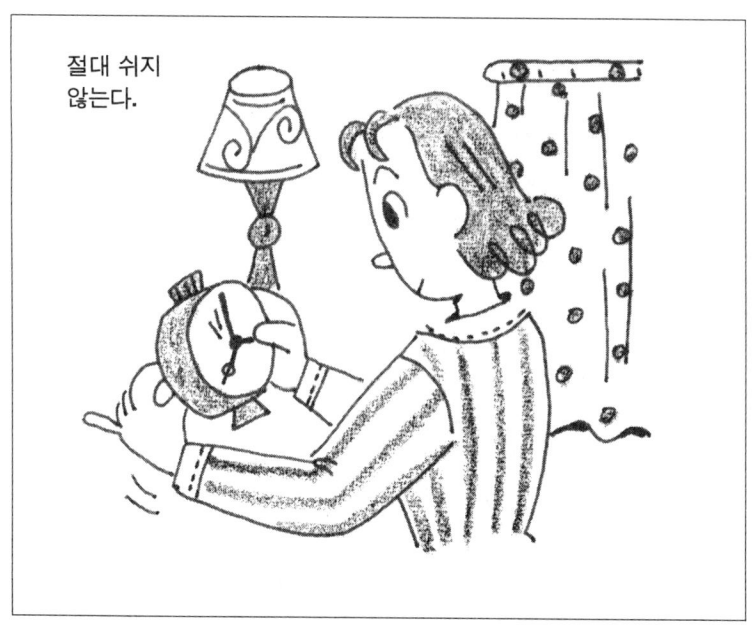

질색인 모임이나 회식 등에도 반드시 출석했다. 처음은 가고 싶지 않다는 마음이 앞섰지만 성급하게 '가지 않겠다'라는 결론을 내리지 않고 천천히 시간을 들여 자신이 먼저 '가고 싶다'라는 방향으로 마음을 바꾸어 당일까지는 '기꺼이 간다'라는 심경이 되도록 노력하기를 계속했다.

그런 노력을 계속해 나가는 사이에 점점 공포심도 적어져 갔다. 솔직하게 말하자면 즐겁게 보낼 수도 있는 일이고 아울러 끝났을 때에는 '가길 잘했다'라는 만족감도 맛볼 수 있다. 내게 오랫동안 부족했던 것은 '맞선다'라는 것이었다. 괴로운 일은 잠자코 견딜 수 있는 강함을 갖고 있었지만 적극적으로 맞서는 용기를 낸 적이 없었던 것 같다.

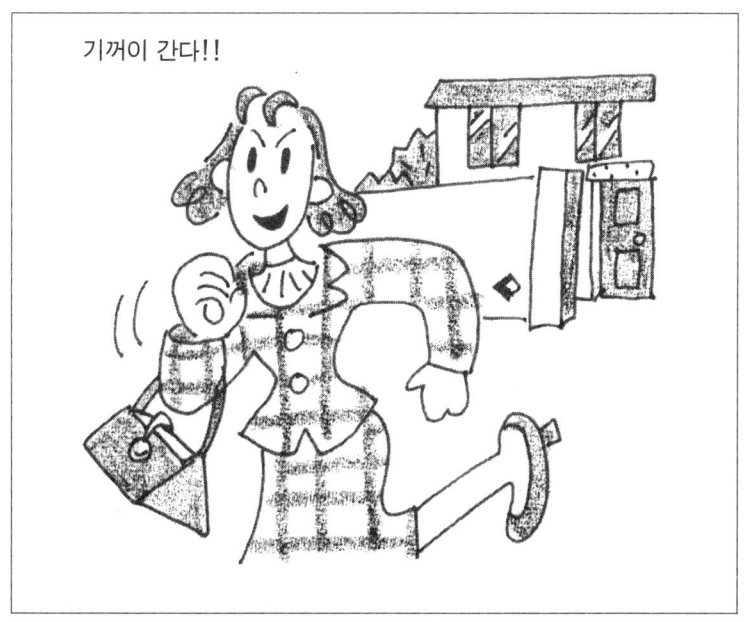

　무슨 일이나 행동으로 옮기지 안으면 아무 체험도 할 수 없고 아무 진보도 없다는 사실을 자신에게 타이르고 자신의 이익이 되는 일은 괴로운 일이라도 해 보자고 결심했다.
　또한 그 무렵 배운 것은 감사하는 마음을 갖는 것과 '맹세'를 하는 것이다.
　이웃과의 교제도, 교우관계도 거의 드물었던 내게는 남편에게서 받는 정신적 동요가 마음의 큰 부분을 차지해 버렸다. 아침의 사소한 감정 차이로 하루 종일 우울해 하거나 남편의 기상 시간이나 귀가 시간으로 초조해 하는 날이 계속되었다.
　그것이 '일찍 일어나기'를 계속한 후 감사의 마음을 가짐과 동시에 동정의 마음, 목적의식을 갖는 것을 배우게 했고 그러다가 어느 사이엔가 위로의 마음도 생겨서 온화하고 안정된 관계를 유지할 수 있게 되었다.

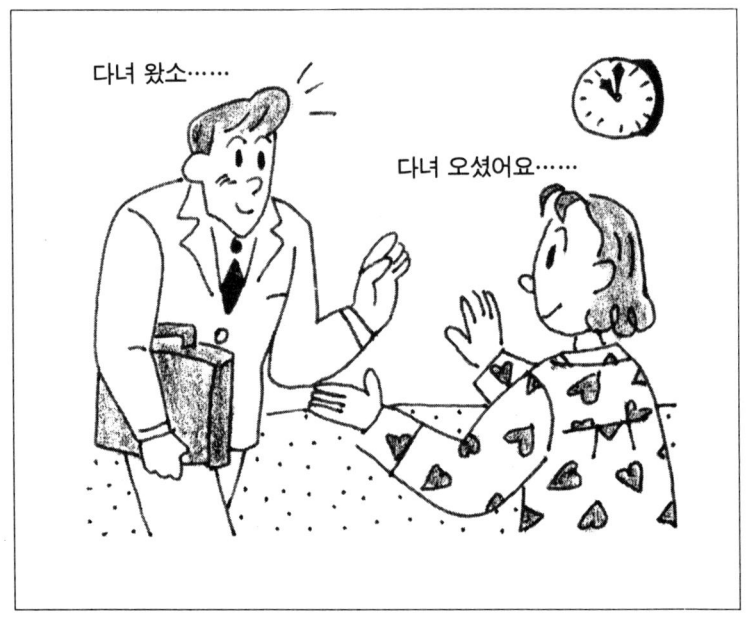

또한 '맹세의 노트'를 기록하고 그에 따른 생활을 실천하게 되었다.

'맹세'란 자신의 약점이나 반성, 감사나 기원의 말 등을 수첩에 써 넣고 매일 반복해서 마음을 집중해 맹세함으로써 자신을 개선하여 이상적인 모습에 가까워져 간다는 것인데 매일 진지하게 실행하기란 사실 상당히 힘들다.

여러 사람 앞에서 얼지 않고 얘기할 수 있도록 마음을 훈련시키면서 '모두 좋은 사람, 두렵지 않다'라든가 '지금의 나는 남편 덕분, 항상 감사하자' 등이라고 써 넣고 몇 번이나 읽었다.

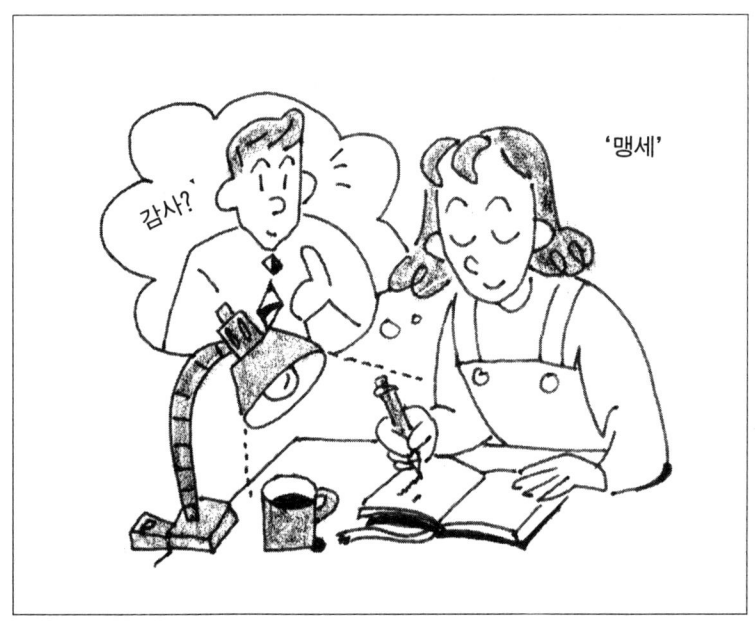

그 외에 읽은 책 속에서 마음에 감동을 주는 말이나 자신을 위로하는 말, 훈계하는 말 등을 뽑아 몇 번이나 음미하면서 마음에 새기도록 했다.

'맹세'가 완전히 몸에 배어서 자신의 것이 되었을 때 틀림없이 큰 장점이 되리라 생각한다. 유감스럽게도 나는 부정적인 사고가 강하기 때문에 아직 거기까지는 가지 못했지만 그래도 부지런히 계속하는 것이 나의 중요한 과제가 되고 있다.

S선생님에게 다니기 시작한지 약 2개월 정도 되었을 때, 컨디션도 좋아지고 정신적으로도 상당히 안정되었다. 그리고 목

표인 백일 개근상을 받을 수 있었는데 받은 순간 마음이 해이해져서 그것을 원래 상태로 되돌리기 위해 매우 고생했다.

이전은 아침에 자명종 시계가 우는 5시 전에는 잠이 깨어 금방 일어날 수 있었는데 웬일인지 상쾌하게 일어날 수 없게 되어 버려서 이른 아침 산책도 귀찮아져 버렸다. 정신적으로도 그 3개월 동안 정말로 좋아졌을까 하는 불안과 좀더 좋아지고 싶다는 초조감으로 매우 불안정한 시기였다.

결국 하나의 목표가 달성되면 다음에는 좀더 높은 목표를 지향해야 한다는 사실을 몸으로써 깨달았다.

그래도 어떻게든 마음을 다시 먹고 반야심경을 암창하거나 책을 읽거나 라디오 체조를 일과로 삼거나, 스포츠 센터에 다니거나 일어 번역을 공부해보거나…… 이것들을 잘 조합해서

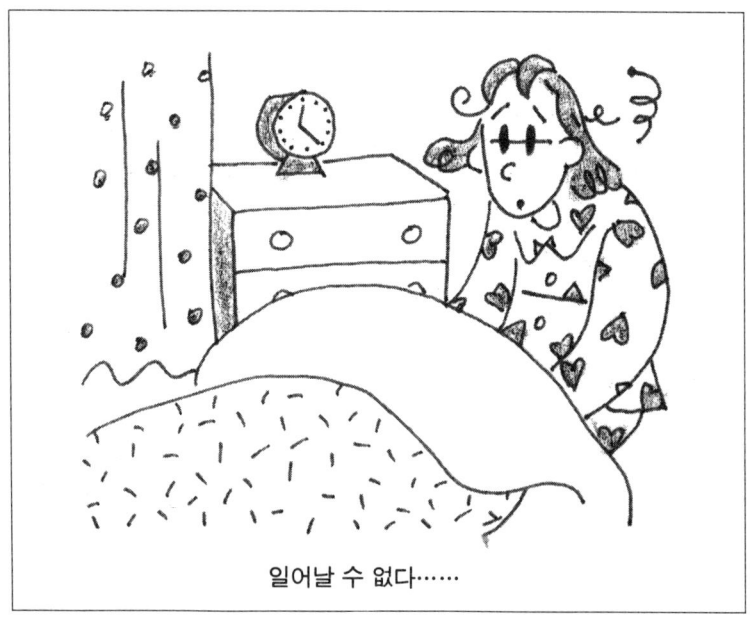

일어날 수 없다……

가능한 한 충실한 하루를 보낼 수 있도록 했다.

그런 시행착오 끝에 자신의 페이스를 찾아내어 마음과 몸을 컨트롤하는 방법을 배워 나갔다.

그렇게 해서 6개월 동안 변한 것이 있다면 긴장감, 공포심이 적어진 점이었다. 이전은 혼자 있는 것이 좋았는데 사람과 만나서 얘기하는 것이 좋아진 점, 행동적이 된 점 등이다.

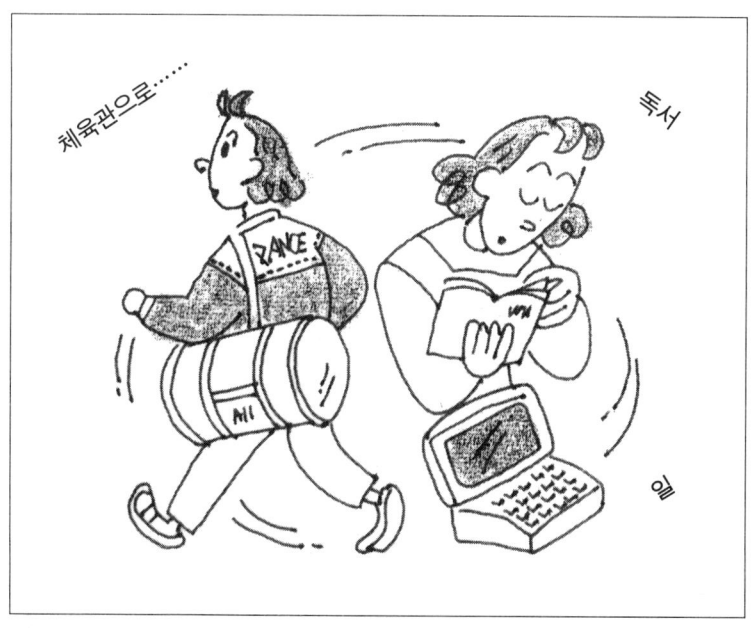

거기에는 외부로부터의 조건 부여와 같은 것이 중요한 의미를 갖고 있었다고 생각한다.

3개월이 지났을 무렵 일찍 일어나기 모임에서 조금씩 역할이 주어지게 되었다. 그 역할 속에서 마음을 가라앉히고 자연스럽게 행동하는 방법을 익혀 나갔다. 그때 그때에 맞는 역할이 주어져서 다른 데서는 할 수 없을 것 같은 체험을 할 수 있었던 것은 고마운 일이라고 생각한다.

그 모임을 통해서 사귀게 된 사람들도 점점 많아졌는데 그러다 보니 나보다 늦게 가입한 사람들에게 나는 훌륭한 선배 역할도 할 수 있게 되었다. 나아가서 나 자신이 선배의 입장이 되고 보니까 그런 사람들에 비해 나의 불안은 별 것 아니라고까지 생각할 수 있게 되었다.

이것이 S선생님이 늘 말씀하시는 '타인을 동정할 수 있게 되었을 때에 자신도 구원받는다'라는 것이라고 생각한다.

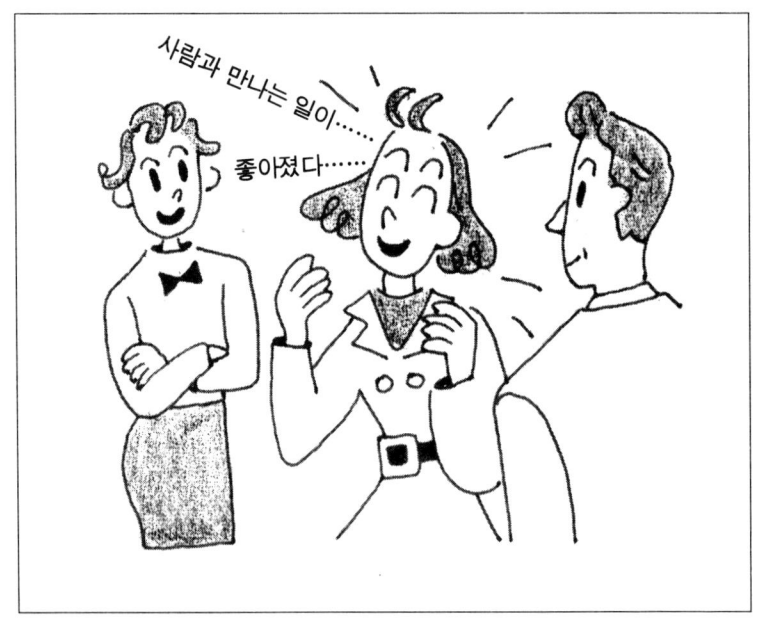

일찍 일어나기 모임에서 후배(?)들의 얘기를 듣고 있으면

내가 걸어온 일을 똑같이 걷고 똑같은 발견을 하거나 느끼거나 하면서 좋아져 가는 모습을 확인하게 되는데 기쁨과 동시에 S 선생님의 요법의 정확함을 재확인할 수 있었다.

즉 '해 보지 않으면 모른다.'라는 점이다. 행동해 봐야 비로소 이론과 합치되면서 자신의 것으로 몸에 밴다는 사실을 알 수 있었다.

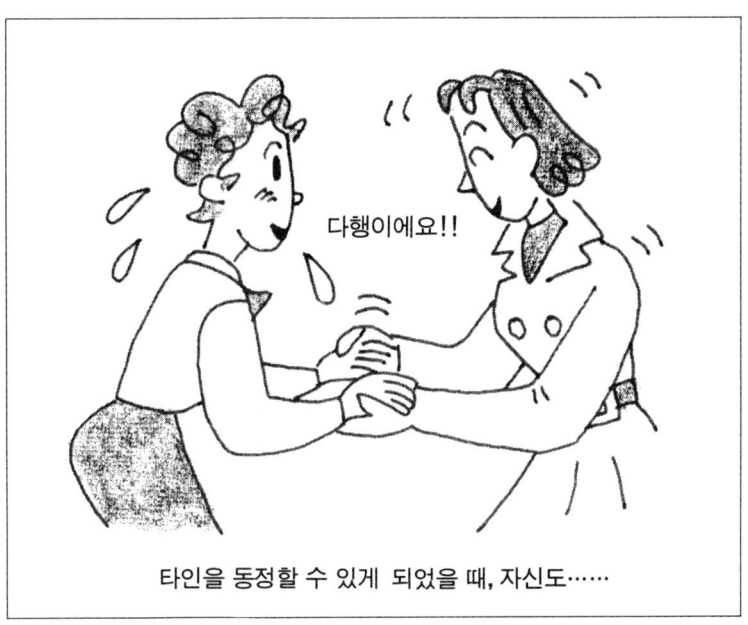

타인을 동정할 수 있게 되었을 때, 자신도……

그리고 조금 더 지난 9개월경, 변한 점은 사람과 얘기하는 것에 대해 저항이 없어져서 자연스럽게 말을 걸 수 있게 되었다는 것이다. 덕분에 매일의 생활이 매우 즐거워졌다. 모임의 사람들로부터도 밝고 행동적이 되었다는 얘기를 들었다.

또한 흥미의 대상, 사고방식, 느끼는 방법에도 변화가 생겼다. 자연의 혜택의 풍성함을 새삼 깨달았으며 인간 생명의 존귀함까지도 새삼 절실하게 다가왔다. 그런 사실을 절실히 깨닫게 된 것도 일찍 일어날 수 있게 되고 나서부터의 일이다.

그 1년 간 나는 그때까지 자신의 인생의 몇 배에나 상당할 정도의 여러 가지 만남이나 귀중한 체험을 했다. 그때까지, 어째서 그토록 좁은 틀 속에서 살고 있었을까 하고 새삼스럽게 후회하게 되었다.

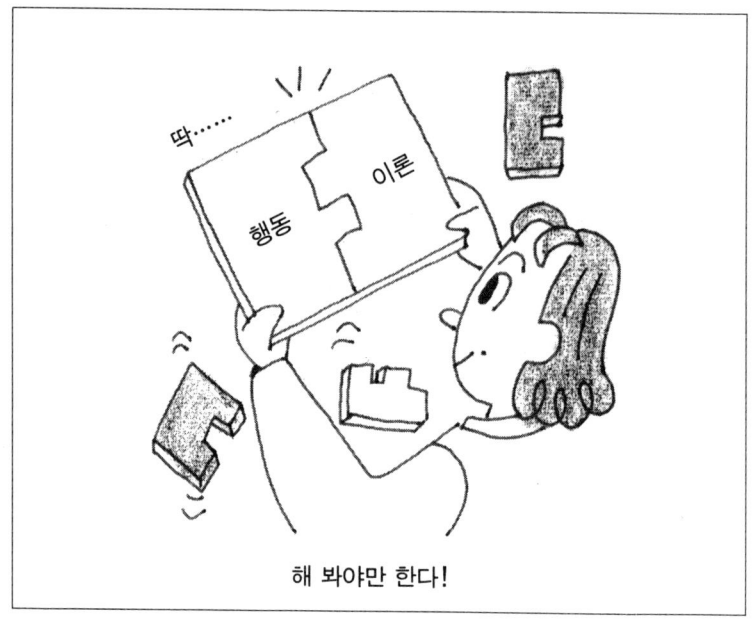

그러나 지금도 때로는 자기혐오에 빠지거나 무기력해지거나 한다. 그 원인으로써는 뭔가를 생각대로 할 수 있었을 때라도

순순히 받아 들여서 자신감으로 연결시키는 것이 서투른 점, 이래야 한다고 스스로 결정한 고정관념에 사로잡혀 그렇지 않은 자신을 비하해 버리는 점 등이 아닐까 생각한다.

이런 약점은 오랜 세월 쌓여 온 것이기 때문에 그렇게 간단히 사라지는 것은 아닐지도 모른다. 하지만 지금의 노력을 계속하면 틀림없이 없앨 수 있다는 느낌이 든다.

앞으로의 내게 필요한 것은 심리 치료를 받기 전의 자신보다도 분명히 좋아졌다라는 자신감을 갖고 '인생은 이제부터'라는 심경으로 용기를 갖고 도전해 나가는 일이라고 생각한다.

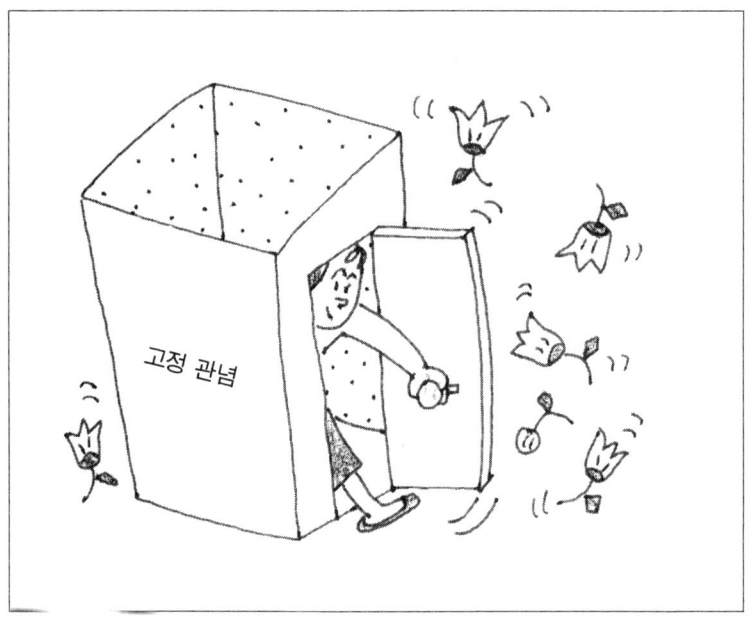

높은 목표를 향해 향상돼 나가는 것, 자신을 단련해 나가는 것

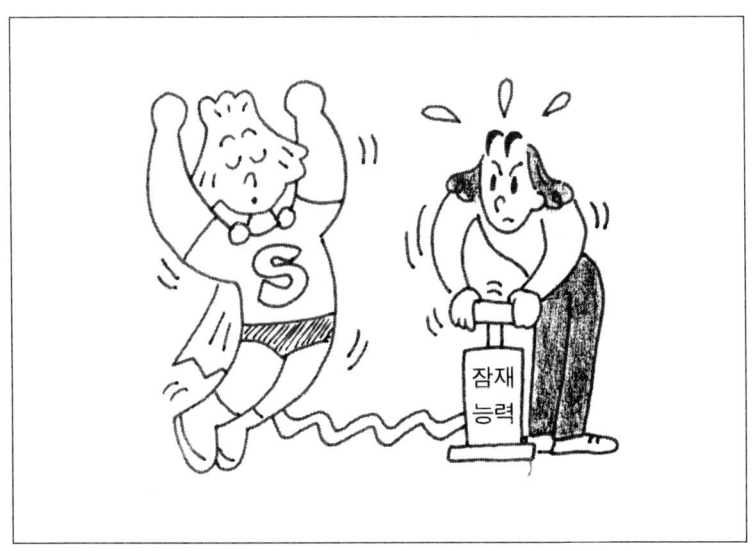

이 인간으로서 중요한 일이라고 생각한다.

  이렇게 S선생님에게 S.I.S.식 심리 치료를 받은 후의 나는 지금 크게 변하고 있다. 스스로 걸었던 브레이크를 풀고 내 마음 속 깊이 앉아 있던 공포심, 수치심 덩어리를 서서히 녹이기 시작해서 잠자고 있던 잠재능력을 조금씩 불러 깨우고 있는 것 같다.

  또한 나는 지금 나 자신의 경험을 바탕으로 울병이나 그런 기질을 가졌던 사람들의 치료 사례를 모아 학문적으로 연구를 하고자 계획을 세우고 있는데 다음에서 밝히는 '아침에 일찍 일어나기 모임' 치료 사례는 내가 일본에서 그 모임에 가입한 후 S.I.S.식 치료법을 함께 받으며 가깝게 지냈던 사람들 중에서 다섯 명의 실제 체험담이다.

치료 사례 ①

출산 후유증으로 울병이 된 경우

'당신은 고민 같은 것은 하나도 없을 거야'라는 소리를 들어 오던 나이다. 스스로도 성격은 밝은 편이라고 생각해 왔고 동료들 가운데서 리더적 존재이기도 했었다. 대학을 졸업하고 무역회사에 취직했지만 1년 후 사내(社內) 결혼을 했다. 결혼 후도 일을 계속했지만 출산을 계기로 퇴사하고 전업 주부 8년째이다.

직장에 다니고 있을 때에는 남자 친구도 많이 있었고 주부가 된 후는 아이를 통해서 많은 친구도 생겼다. '당신은 해바라기 같다'라는 얘기를 자주 들었기 때문에 틀림없이 밝고 명랑했었다고 생각한다.

그런 내가 설마 울병에 걸리다니 상상도 할 수 없었다.

두 번째 아이를 낳은 직후의 일이다. 아무래도 기분이 안 좋고 첫 아이를 출산했을 때와 같이 회복이 안 되는 것 같다. '1개월째는 모유를 먹이는 간격이 짧기 때문에, 그래서 잠을 제대로 못 자기 때문일까'하고도 생각하고 있었지만 어쨌든 기분이 우울해져서 아이의 얼굴을 보고 싶지도 않았다. 그래서 아이한테도 미안한 마음이 들어서 무리하여 웃는 얼굴을 지어 어떻게든 육아에 전념하고 있었다.

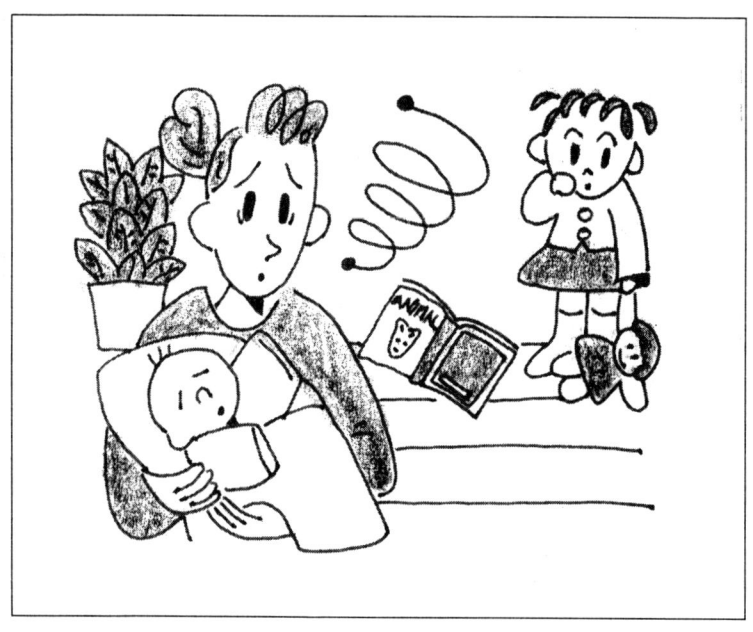

그러나 차츰 우울한 상태는 심해져서 맏딸도 성가셔져서 견딜 수 없었다. 마침 남편이 출장 중일 때의 일이었다. 나는 밤에 우는 아이를 안고 베란다에 서서 멍하니 있었다. 그 때 '여기에서 뛰어 내리면 죽을 수 있겠다'는 생각을 하고 있었다.

그 다음 순간 나 자신이 그렇게 생각했다는 것이 쇼크로 갑자기 눈 앞이 캄캄해졌다.

그날부터 어쩌면 아이를 죽여 버릴지도 모른다는 공포감에 사로잡혀 무서워서 베란다에 나갈 수 없게 되었다. 세탁물을 말릴 수도 없었다. 날씨가 좋은데 방안에 말리는 세탁물이 더욱 기분을 우울하게 했다.

요리를 만들려고 식칼을 들면서 또 멍하니 생각하고 있었던 것은 그 식칼로 아이를 발작적으로 찔러 죽이는 광경이었다.

너무 기분이 나빠서 음식을 먹거나 상 차릴 마음도 없어져서 식당에서의 식사가 계속되었다. 3일 후에 남편이 돌아왔는데 내 모양을 보고 깜짝 놀란 듯했다.

이 때의 일을 나는 별로 확실히 기억하고 있지 않다. 남편이 돌아온 후로 마음이 편해진 것일지도 모른다. 그 후 남편이 무엇을 해주었는지도 명확하게는 기억 못하고 있다. 다만 병원에 데려가서 조속히 입원시킨 일만은 똑똑히 기억하고 있다.

의식은 똑똑했지만 너무 울상태(鬱狀態)가 심해서 처음 2~3일은 그저 이불을 뒤집어 쓰고 누워 있기만 했다. 기력이 완전히 없어져서 먹는 것이나 얘기하는 것, 모두 귀찮아졌다. 의사가 회진 때에 격려해 주는 말소리조차도 싫고 그저 죽고 싶은 생각 뿐이었다.

약물 치료로 인해 다소 마음이 편해지긴 했지만 아이 일을 생각하면 다시 우울해져서 이제 아이의 엄마로서 아이를 키울 자격도 없다고 생각되었고 그러는 나 자신이 한심해서 늘 울고 있었다.

퇴원은 했지만 아이를 키울 자신이 없어 친정에 돌아가서 아이는 어머니에게 맡기고 나는 가능한 한 아이로부터 떨어져 있으려고 했다.

그러나 그러고 있는 자신에게 죄악감을 느끼게 되었으며 이런 어머니 아래에서 자라난 아이의 장래는 어떻게 되는 것인지 걱정이 앞섰다.

"아이를 기르는 일은 누구에게나 힘들단다. 하지만 정말로 키우길 잘했구나 하고 생각할 때가 올거다. 엄마도 너희들이 어릴 때에는 왜 아이를 낳았을까? 하고 생각한 적이 많이 있었지만 지금은 낳기를 잘했다고 생각한단다. 너 같은 아이를 가질 수 있었으니 말이다. 그러니까 사랑스런 손자도 보고……."

마치 자장가 같은 어머니의 혼잣말에 나는 퍼뜩 나로 돌아왔다. 그 날 이후 나는 서서히 건강해져서 의사와 상담 후 자택으로 돌아와 보통의 생활을 시작했다. 출산 후의 일시적인 울병이었기 때문에 회복도 빨랐을지도 모른다. 남편은 매우 큰 걱정을 해주며 좀더 적극적인 치료법은 없을까 찾아다니다 S.I.S.식 요법으로 울병 치료를 한다는 S선생님에게 데려 가 주었다.

이 무렵에는 증상은 거의 없어지고 다만 재발이 마음에 걸리는 정도였지만 S선생님의 지시대로 이른 아침의 산책이나 체조, '맹세', 일기, 명상을 시작했다.

남편도 아침 커리큘럼을 함께 해주었다. 그 사이 맏아이도 참가하게 되어 나는 아이와 함께 아침 산책을 즐기고 있다. 맹세 노트도 이제 작은 수첩에 가득해졌다.

이 치료를 시작한 이후 깨달았지만 나는 항상 타인의 일만 생각하고 자신의 일을 완전히 묵살해 온 것 같다.

다른 사람들로부터 고민이 없을 것이라는 말을 들은 것도 사실은 자랑스러워해야 할 일이 아니고 자기 표현을 하지 않았기 때문에 생겼던 일이라고 생각한다.

앞으로는 좀더 자신을 솔직히 나타내서 '착한 아이의 가면'을 벗고 있는 그대로의 자신으로 살려고 생각하고 있다.

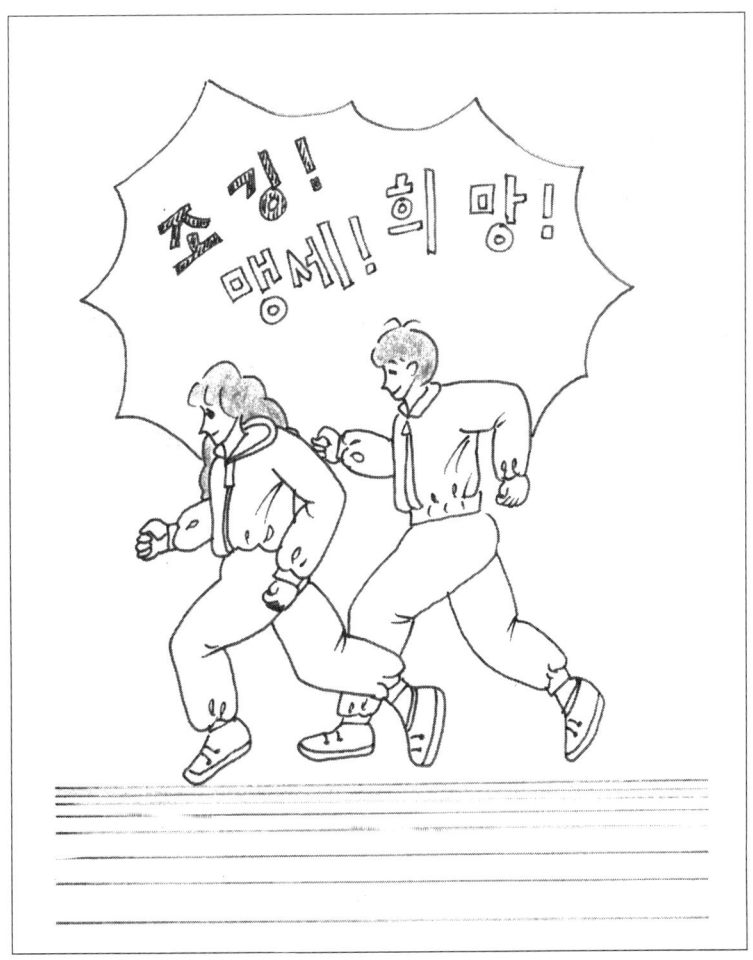

치료 사례 ②

환경의 변화로 인해 울병이 된 경우

'의사의 진단에 따르면 '가면 울병'이라던데……' 하고 생각하는 것은 아직도 그 사실을 안 믿기 때문이다.

처음에는 숙면할 수 없는 것이 걱정이 되었다. 다음은 매일 밤, 식은 땀을 흠뻑 흘린다. 그 사이 아무래도 기분이 우울해지고 무슨 일을 해도 전처럼 오래 하지 못했다.

그 후 한참 동안은 괜찮았지만 위가 아파서 내시경 검사를 받았다.

결과는 위염 뿐으로 대단치는 않다고 했다. 그 사이 허리가 아파서 마치 생리통 같은 통증이 계속되었다. 검사 결과 이상은 발견되지 않았다.

몸이 안 좋으니까 기분이 나쁜 것도 당연할지도 모른다고 생각했다. 또한 그 사이 현기증 같은 것을 느끼고 검사를 받았지만 이상 없었다.

여기까지 이르게 되자 나도 건강진단을 받아 볼 생각이 들었으며 사소한 증상이라도 검사를 받아 두자는 생각이 들었다.

그 후 동계(動悸 ; 심장의 고동이 심하여 가슴이 두근거림)가 심하게 생각되었기 때문에 심장 검사를 하였고, 목이 막힌 듯이 생각되어서 목 검사를 하는 식으로 여기 저기 병원의 진료과를 전전했다.

그리고 내과에 돌아왔을 때에 '가면 울병'일지도 모르니까 정신과에 가 보라고 했다. 정신분석도 해 두는 편이 좋을 것이라는 생각에 간단한 마음으로 정신과 테스트를 받았다. 그런데 여기에서 진짜 가면 울병이라는 진단이 나왔다.

아직도 믿을 수 없지만 그 말이 사실이라면 치료하는 수 밖에 없을 것이라고 생각하고 의사의 지시대로 약을 복용했다. 하지만 몸 상태는 별 효과가 없는 것 같았다.

사실은, 20년이나 전의 얘기지만 불안 신경증에 걸린 적이 있었다. 그것은 결혼하고 반년 째의 일이다. 환경의 차이나 과중한 일 때문이라고 생각하고 있지만 의사도 그 원인에 대해서는 끝내 몰랐다.

하지만 분명히 불안작용이 있었기 때문에 틀림없이 불안 신경증이었으리라. 그 때의 약이 베레루갈과 세르신, 그리고 트립타놀이었다. 항울제의 하나인 트립타놀은 기분이 울적해진다며 얘기를 했을 때에 처방받았지만 효과가 없어서 거의 복용하지 않았다.

불안신경증은 치료되는데 제법 오래 걸렸지만 완치해서 요근래에는 후유증이 하나도 없는 채 지내 왔다. 그런 내가 이번엔 울병이라니, 정말로 내 신경은 어떻게 되어 있는 것은 아닌가? 하는 생각에 스스로도 싫어졌다.

확실히 나는 신경질적인 면이 있고 젊은 시절부터 감수성은 병적이라고도 할 정도로 예민했기 때문에 신경성의 병이 걸려도 이상하지는 않지만 신경증 이후 상당히 사고방식도 변했고 인생관에 있어서는 발병 전에 비하면 180도 전환했다고 해도 좋을 만큼 변했다.

하지만 자질로서의 신경질적인 부분은 고쳐지지 않을 것이고 그나마 그런 예민한 신경을 갖고 있으므로 현재의 직업인 작가 일도 할 수 있는 것이라고 생각하고 있다.

그렇다면 약점을 장점으로서 생각하는 수 밖에 없다고 생각하고 제멋대로인 생활을 해 왔지만 1년 전에 외아들을 유학 보내고 명실공히 독신으로 돌아와서 생활 시스템이 크게 변화한 것은 사실이다.

하지만 그 변화는 절대 마이너스의 변화가 아니기 때문에 그런 일로 울병이 되리라고는 생각할 수 없었다.

하지만 신경증이 된 것이 결혼 직후였고 이번의 울병도 아들이 유학가고 난 직후였다는 것은 어떤 의미를 갖고 있는 듯 했다.

그렇게 환경이 변화되는 시기에 발병한다고 하면 그것은 환경의 변화에 대해 너무나도 여러 가지의 기대를 한 탓일 지도 모르겠다.

실제는 큰 변화도 안 일어나는데 변화가 있어야 한다는 기대가 현실과 달라서 그 차이를 완전히 메울 수 없어서 발병된 것일지도 모른다는 생각이 들었다.

그래서 나는 생각했다. 이대로 의사의 지시에 따르면 반드시 약물치료를 할 것이다. 그 효과는 이미 이전의 신경증 때에 체험했기 때문에 이번에는 약물에 의존하지 않고 해결하는 수밖에 없을 듯 했다. 뭔가 좋은 요법은 없을까? 그래서 작가 특유의 지식 습득력을 발휘해서 관계 서적을 뒤져 여러 가지로 분석해 보았다.

그래서 손에 넣은 것이「자율신경 실조증은 반드시 좋아진다」라는 책이었다. 조기 기상과 체조가 주가 되어 전개되고 있는데 수긍이 가는 점이 많이 쓰여 있었다. 대개 나는 직업상 책상 앞에 앉아 있는 시간이 너무 많기 때문에 운동도 겸해서 알맞을지도 모른다고 나름대로 생각하고 필자인 S선생님한테 전화를 했다.

"울병도 좋아집니까?"

"울병에는 울병에 유효한 요법이 있으니까 괜찮다면 한 번 나오십시오."

건강한 목소리에 안심하고 S선생님의 진찰소를 찾아갔다. 막상 그곳을 찾아가는 데는 다소 용기가 필요했지만 건강을 생각해서 마음을 굳게 먹었다. S.I.S.식 요법을 실천하는 과정에서 아침 일찍 일어나는 일은 가장 어려운 것이었다. 그래서 잔꾀를 부려 아침 5시까지 일하고 산책, 체조, 맹세 노트를 묵독한 후 자기로 했다.

그러나 그렇게 해서는 효과가 없다고 해서 다시 결심하고 일찍 자고 일찍 일어나기를 강행했다. 그렇지만 일찍 자기는 매우 힘들어서 빨라도 2시 정도까지는 잘 수 없었고 그렇게 되면 5시에는 도저히 일어날 수 없다. 그래서 다시 잔꾀를 부려

7시에 일어나는 것으로 허락을 받아냈다.

겨우 3개월, 백일 개근상을 받았었지만 아직도 5시 기상은 잘 안 된다. 하지만 3개월 간에 1시간 빨라져서 6시 기상이 되었다. 이것만으로도 대단한 생활 개혁이 된 것이다.

아마 이대로 5시 기상은 무리라고 생각한다. 어쨌든 밤의 유혹이 많아 좀체로 '신데렐라'는 될 수 없을 것 같다.

그러나 이전의 신경증 때와 달리 직접적인 요법인 만큼 효과를 확인하면서 진행할 수 있어 자신감도 생긴다. 특히 실천 노트는 게으른 내게 있어서 매우 도움이 되어 성격 개조를 할 수 있었던 것으로 생각될 정도이다.

솔직히 말하자면 처음엔 좀 의식 수준이 높은 사람에게는 부적합하지 않을까 라고도 생각했지만 요즘은 그런 사람일수록 이 방법으로 인간의 기본 리듬을 재습득시켜야 한다고 생각한다.

울병이 생명 리듬의 장애에서 비롯된 것이라면 생명의 기본 리듬에 따라서 생활을 하는 것이 치료의 근본이 아닐까, 생각하고 있다.

이러한 나 자신의 경험을 근거로 할 때, 다음과 같은 생각을 하고 있는 사람들에게 이 S.I.S.식 요법이 매우 탁월한 효과가 있을 것으로 생각한다.

즉, '이렇게 해서 과연 뭘 할 수 있을까?'라고 생각하는 사람이나, '이렇게 사느니 죽는 게 낫다'고 생각하는 사람, '모든 게 귀찮아, 아무 것도 하고 싶지 않아'하고 생각하는 사람들에게 말이다.

치료 사례 ③

과중한 업무로 인해 울병이 된 경우

  '융통성이 없는 사람이다', '머리가 완고하다'라는 농담을 들어 왔지만 스스로는 그렇게 생각하고 있지 않았다.
  스스로는 제법 엉성한 면도 있고 술을 많이 마시고는 정신을 잃고…… 그렇게 착실한 인간이 아니라는 사실은 자신이 가장 잘 알고 있었다.
  다른 사람은 고지식하다든가 꼼꼼하다고 하지만 그것은 내가 약속 시간은 꼭 지킨다, 일단 말한 것은 반드시 한다 라는 등의 성격 때문일 것이다.
  그러나 그것은 인간으로서 당연한 일이고 그렇게 해야 한다고 부모님으로부터도 배워서 '타인에게 폐를 끼치지 말라'라는 말씀은 가훈같이 되었기 때문에 별로 특이한 일이라고는 전혀 생각하지 않고 있었다.
  그런데 업무량이 너무 많아서 아무리 산입을 해도 쫓아갈 수 없다.
  그 사이에 납기가 늦어지는 일이 속출하게 되었다.

자신에게 능력이 없기 때문에 이렇게 되었다고 자책하는 마음이 강해서 다른 사람이 '그만한 업무량은 혼자서는 도저히 무
리다. 상사에게 얘기해서 누군가에게 나눠 주면 좋을텐데'라고 얘기해 주었지만 그렇게 할 수도 없어서 매일 오전 2시, 3시라는 생활이 계속되었다. 늦으면 화를 내게 되어 자신감은 완전히 없어져서 정말로 울적한 날이 계속되었다.

그런 상태가 되면 누구나가 기분이 우울해지거나 몸도 안 좋아지는 것은 당연하다. 그렇게 생각하고 참고 있었다.

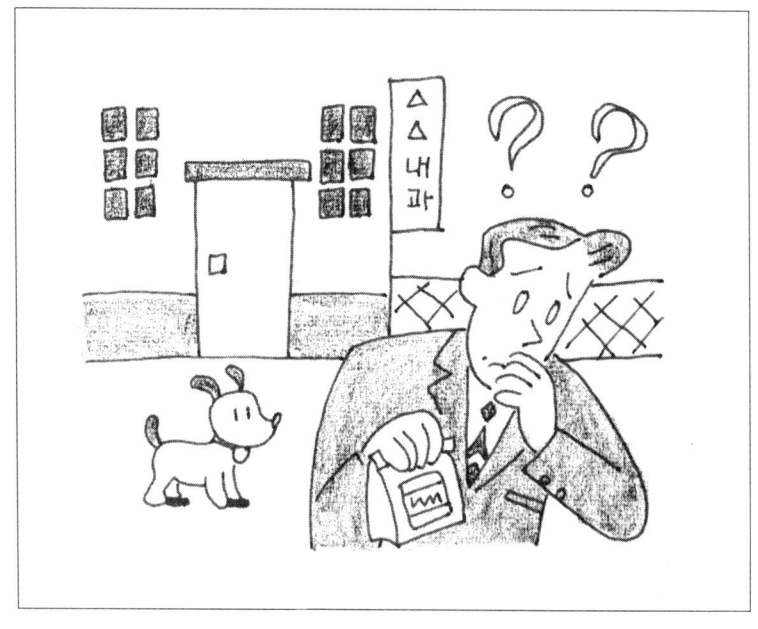

처음은 두통부터 시작되었다. 잘 할 수 없어서 그 때문인가

라고도 생각했지만 나날이 무거워져서 병원에 갔지만 원인 불명. 틀림없이 스트레스일 것이라며 진통제를 주었다. 그 직후 이번은 위가 이상하게 아프다, 맹장인가, 그렇지 않으면 궤양인가 라고 생각하고 걱정이 되어 검사했지만 이상은 없다.

그 사이에 강렬하게 기분이 우울해지는 것이다.

어쨌든 아침에 일어나도 회사에 가기가 귀찮고 이대로 어딘가로 가 버릴까, 증발해 버릴까 라고 생각하고 있었다.

어쨌든 현실로부터 달아나고 싶었다…….

회사에 가기도 싫지만 그렇다고 해서 집에 있기도 싫다, 가족 얼굴을 보는 것도, 아내와 얘기하는 것도 싫다, 식사도 목욕도 싫다, 텔레비전을 보고 있어도 아나운서의 싱글벙글 얼굴이 싫다.

이런 상태라서 누구와도 얘기하지 않고 방에만 틀어박혀 있었다.

아내는 걱정이 되어 가끔 살피러 왔지만 그것이 또 귀찮아졌다.

드디어 아내가 걱정한 나머지 병원에 가자고 애원했다. 하는 수 없이 아내를 따라서 병원에 가자 내과에서 정신과로 보내져서 울병이라고 했다.

자택 요양이었지만 어쨌든 이런 병에 걸리면 회사도 중요한 일은 주지 않을 테고 이제 끝장이니까 죽는 편이 좋겠다고 생각하고 머리 속은 어떻게 죽을 까 라는 생각만 하고 있었다.

약물 치료 덕분에 어떻게든 그 상태를 벗어나서 회사에 복귀했지만 뭔가 부담감 같은 것이 있어서 좀체로 모두와 이전처럼 융화할 수 없게 되었다.

그런 때에 S선생님을 소개받아 어쨌든 3개월만 해 보자, 해도 손해는 안 볼 것 같고 실례도 아닌 것 같길래 지시대로 해보기로 했다.

아침 산책이나 체조에는 처음 아내도 '나도 같이 할께요'라고 말했지만 내가 점점 건강해지는 것을 보고 '당신이 돌아올 때까지 식사준비해 둘테니까'라며 손을 떼었다.

요즘은 내가 산책하러 나갈 즈음에는 크게 코를 골며 자고 있다.

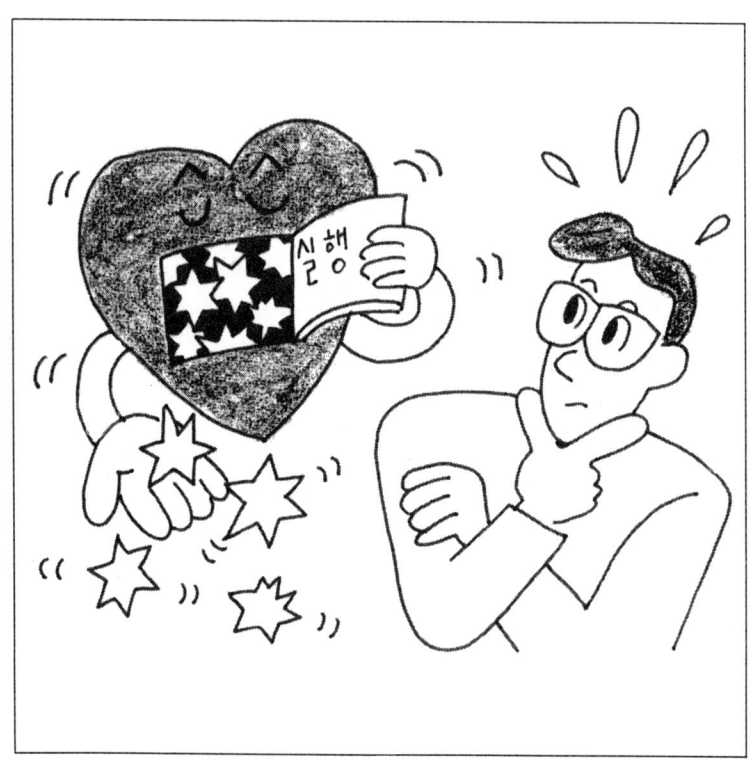

> **치료 사례 ④**
>
> # 시선 공포심으로 인해 울병이 된 경우

 이전의 나는 아침에 잠이 깨면 동시에 시선 공포로 머리가 가득. 오늘 나가야 할 용건이 있기라도 하면 심하게 우울해져서 불안감으로 가득했다. 그런 정신상태인 채로 나가서 '신경쓰지 않는다, 신경쓰지 않는다'라고 타이르면서도 시선을 지나치게 의식해서 몸 둘 곳이 없고 특히 전철 안에서는 눈을 심하게 깜박이며 멈춰지지 않아 온몸이 땀으로 흠뻑 젖는다는 경험을 몇 번이나 했다.

 어쨌든 사람이 있는 곳에서는 안 되었다. 사람의 시선이 있는 곳에서는 신경이 기진맥진해 버리는 것이다. 집안이 무엇보다 마음이 편해지는 장소였다.

 사람에 대한 주눅이라고 할까, 부담감이 있어 불안정한 정신상태였기 때문에 가족에게조차도 현재만큼 여유를 갖고 대할 수 없었다.

 매일 같이 아이를 심하게 야단치고 때로는 때리는 일도 있었다. 그러나 그렇게 아이를 대한 후에는 자기혐오에 빠져 자신이 한심하고 몹시 싫어서 주먹으로 자신의 머리를 치며 곧잘 울었다.

남편이 회사에서 돌아왔을 때 가끔 언짢은 내색이라도 하려고 하면 나는 순간 마음이 어두워져 버린다. 남편은 옷을 갈아입는다 어떤다 해서 불과 5~6분 후면 항상 상쾌한 기분이 되는데 나의 어두운 마음은 전혀 나아지지 않고 우울할 뿐이다.

밤에는 잠을 못 이루고 생각나는 일이라면 죽는 일 뿐. 이대로는 남편에게도 미안하고 아이한테도 미안하다 라는 생각으로 가득해서 이런 자신이 없어지는 편이 가족의 행복을 위하는 길이 아닐까 라고조차 생각했다.

머리 속에는 90% 죽음이 차지하고 있었지만 겨우 아이의 일이 제동이 되고 있는 상태.

물론 병원 치료는 받고 있었지만 약의 효과도 그다지 자각할 수 없어 정말로 미칠 것 같은 매일이었다.

그런 어느 날 우연히 신문에서 S선생님을 알았다. 자신이 대인 공포증을 체험하신 적이 있다고 해서 틀림 없이 내 고통을 이해해 주시지 않을까 하고 나는 과감히 찾아가기로 했다.

정신과 병원과는 달리 선생 자신이 내 증상을 잘 들어 주고 따뜻하게 맞아 주신 것이 무엇보다도 마음 든든했다.

'3개월 후에는 틀림없이 좋아집니다'라며 S.I.S.식 요법을 설명하면서 다음날부터 빨리 시작하라는 지시가 있었다.

그 날 돌아오는 전철 안에서 마음이 매우 가벼워져서 별로 남의 시선도 신경쓰지 않았던 것을 어제의 일처럼 느끼고 있다.

다음날부터 지시대로 일찍 일어나서 산책하러 나갔지만 처음에는 신문배달부와 만나기만 해도 가슴이 두근거려서 달아나 돌아가고 싶어지거나 했지만 치료되고 싶은 일념에 필사적으로 참았다. 그런 생각으로 1개월, 2개월이 지나 3개월이 되자 미용실에까지 갈 수 있게 되었다.

내게 있어서는 정말로 획기적인 일이었다. 이 무렵에는 약은 일절 필요 없어졌다. 보통 사람의 입장에서 보면 완전히 건강인과 조금도 다르지 않은 생활을 할 수 있게 되었다.

그래도 자신으로서는 아직 완전하다고는 말할 수 없고 재발도 두려워하고 있었기 때문에 이대로 요법을 계속하기로 했다.

내게 있어서 이 요법 중에서도 효과적이었던 것은 '맹세'이다.

'맹세'를 시작해서 1년째 무렵이 되자 시선에 대한 공포감은 거의 없어졌지만 아직 타인의 시선을 의식은 하고 있었다. 그러나 그로 인해 심하게 우울해진다는 일은 없어지고 내 머리 속을 대부분 차지하고 있던 시선 공포가 1년 걸려서 서서히 머리 구석으로 밀려나고 그대신 명랑함, 적극성, 여유 등이 머리 속을 차지해 나갔다.

사람 앞에서 평정함을 유지하고 싶다는 강한 소망은 내게 진지한 '맹세'를 하게 했다.

지금 되돌아 봐도 이 '맹세'를 할 때는 가장 정성을 들이고 있어 모은 손에 땀이 밸 정도였다.

자신을 바꾸고 싶다, 아니 원래의 건강하고 밝았던 무렵과 같은 자신으로 돌아가고 싶다, 무슨 일이 있어도……라는 마음으로 분발한 것이 1년째의 좋은 결과를 맞았다고 생각한다.

이 고비에 3시 기상을 결심했다. 자신의 장점이 생겨나고 본래 갖고 있던 사람에 대한 좋은 의미에서의 배려를 자연스럽게 할 수 있게 되어 인간 관계가 매우 스무드해져 갔다. 내가 가장 괴로워해 왔던, 사람과 접촉하는 데 대한 공포가 없어지자 스스로 자신을 칭칭 얽어매고 있던 껍질로부터 빠져 나와 마음이 자유롭게 해방되어 매일이 더없이 즐거워졌다. 무서움을 모르는 유아의 자유로운 마음이란 이런 것이 아닐까 생각한다.

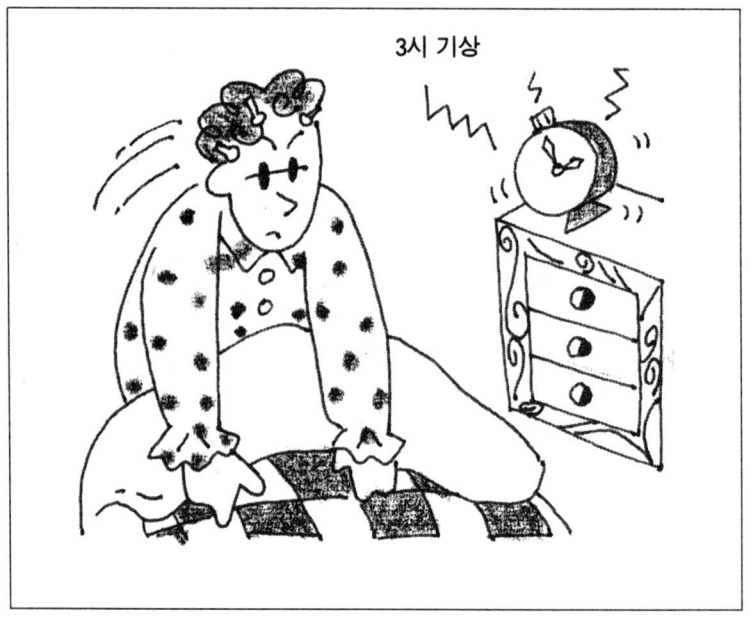

3시 기상

가족에게 있어서도 온화한 기분을 유지할 수 있게 되어 마음의 평안의 맛을 만끽할 수 있게 되었다.

치료 사례 ⑤

사람들의 이해 부족으로 울병이 재발된 경우

'울병은 반드시 치료된다'라든가 치료되면 인격은 전혀 변하지 않은 채 그대로라고 많은 책에 쓰여 있다.

확실히 치료되는 것도 사실일테고 인격에도 변함은 없을지도 모른다.

그러나 주위 사람들의 받아들이는 태도는 확실히 다르다. 나는 그 전형이라고 해도 좋을 것이다.

나는 어린이를 상대로 피아노를 가르치고 있는데 마침 귀여워하던 개가 죽어서 울병이 되었다.

울적해져 있는 모습을 보고 남편이 곧 병원에 데려가서 조기 치료를 받았기 때문에 1개월만에 퇴원했다.

결국 학원 교실을 2개월 간 쉬게 되어 버렸지만 얼마 후에 다시 열었다.

그런데 어느 사이엔가 내가 울병에 걸렸다는 사실이 학부모한테 전해져서 대부분의 학생이 나오지 않게 되었다.

이상하게 생각하고 한 학생의 집에 전화를 걸었더니,

"선생님은 머리가 이상하기 때문에 가면 안 된대요."
라는 말을 듣고 심한 충격을 받았다.

그 충격 때문인지 아니면 완전히 울병이 치료되지 않았기 때문인지 나의 '울병'은 다시금 재발해 버렸다.

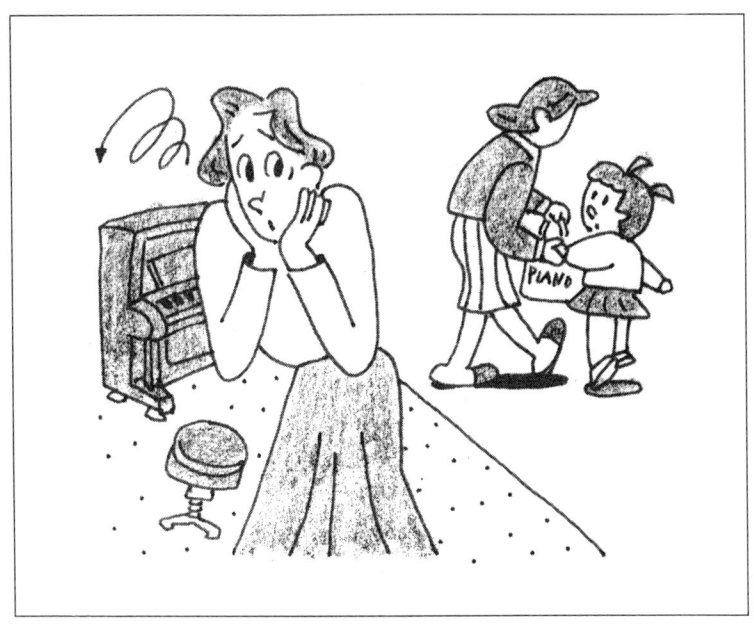

다시 입원했는데 이 때는 신중을 기해 3개월 간 입원했다.

퇴원해도 두 번 다시 집에 돌아가고 싶지는 않았기 때문에 나는 친정에 돌아가서 요양하기로 했다.

만일 집에 돌아가면 다시 이웃 사람들이 나를 정신 이상자처럼 취급할 것임에 틀림없다고 생각하자 스스로도 어쩌면 미쳐 버렸을지도 모른다.

미친 사람은 자신이 미쳐 있는 줄 모르니까…… 라는 생각이 들었고 공포감으로 안절부절 못하면서 이러다가는 정말로 다시 일어설 수 없게 되어 버리지는 않을까라는 생각에 걱정이 되기 시작했다.

 남편도 신경 써 주어 그 집을 팔고 현재의 이곳으로 이사했다. 그리고 다시 피아노 학원을 열었다.

 학원은 나의 울병에 대해서는 아무도 모르기 때문에 현재까지는 순조롭다.

 하지만 재발이라도 하면 다시 머리가 이상하다는 소문이 나서 모처럼 이사한 집도, 피아노 학원도 또 잃게 되지 않을까 하면서 재발을 매우 두려워했다.

 어떻게든 재발을 막는 방법이 없을까? 하고 여러 가지로 조사했지만 좀체로 신뢰할 수 있는 요법은 없었다.

 그런 때 마침, '아침에 일찍 일어나기 모임'에 나갔던 친구가 S선생님을 가르쳐 주었던 것이다.

 즉시 남편과 찾아 뵙고 선생님으로부터 설명을 들었는데 요법 자체가 가장 자연적이고 사람의 활동에 기본적인 것이었으며 어려운 지식도 필요 없었고, 도구도 필요 없었기 때문에 당장 시작해 보기로 했다.

 그러나 보통 늦게 일어나던 우리 부부에게 있어서는 도저히 5시 기상은 무리였다.

 그래서 7시부터 시작하기로 했다.

 그래도 3개월 지났을 때에는 5시 기상을 할 수 있었기 때문에 스스로도 대견한 생각이 든다.

이 5시 기상을 매일 계속해서 비가 오나 바람이 부는 날도 쉬지 않고 산책을 계속했는데 이렇게 하자 산책이나 체조의 효과가 큰 것은 물론이거니와 매일 계속한 것 자체에 자신감을 가질 수 있었다.

'맹세'의 효과도 같은 것이라고 생각한다.

매일 같은 말을 반복해서 읽고 있으면 자신이 의식하지 않더라도 무의식 중에 그 목적을 향해 행동하게 되는 것이 아닐까 하고 생각한다.

우리 부부는 맹세 노트를 되읽는 시간에는 독자적인 방법으로 명상하기로 하고 있다.

자신이 목적으로 삼고 있는 일이 생겼을 때의 자신을 마음속으로 그려 본다.

어쨌든 조기 기상과 산책, 맹세, 명상 등으로 이루어지는 S.I.S.식 요법을 실시한 후 6개월이 경과됐는데 현재는 정말로 상태가 좋아 두 번 다시 울병에 걸리지 않을 것이라는 확신을 가질 수 있게 되었다.

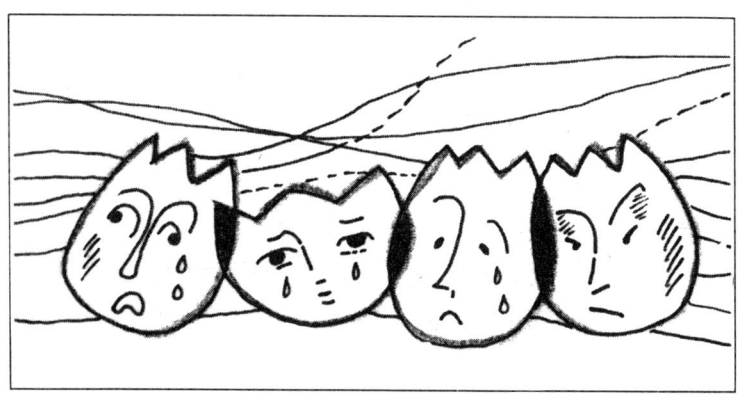

제 2 장

울병(鬱病)이란 어떤 병인가

우울 상태가 오래 계속되어 사회 생활이
곤란해진 상태를 울병이라고 한다

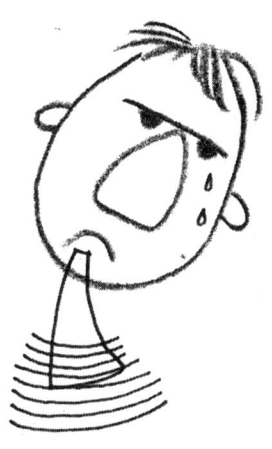

1 아무리 강인한 신경을 갖고 있어도 울병에 걸릴 가능성은 있다

 사람이 살아 가면서 우울 상태를 한 번도 경험한 적이 없다고 단언할 수 있는 사람이 있다면 그 사람은 매사에 별로 생각 없이 사는 사람이거나 혹은 상당히 달관한 사람이라고 할 수 있을 것이다. 대부분의 사람은 그 어느 쪽도 아니기 때문에 많건 적건 우울 상태를 체험하고 있을 것이다.
 그러나 대부분의 사람이 체험하고 있는 우울 상태라도 상태에 차이가 있음은 분명하다.
 '요즘 우울하다', '요즘 뭔지 맥이 풀린다'.
 이런 상태는 평소 다반사적으로 일어난다. 예를 들면 일이 잘 안 되어도 우울한 기분이 되고 대인관계의 갈등으로도 이런 기분이 된다. 그러나 그 원인에 대해서 짐작이 가는 데가 있어 해결 가능한 문제인 경우에는 비교적 간단히 치료되는 것이다. 원인이 개선되거나 혹은 개선할 수 없더라도 기분 전환으로만 하여도 치료되어 버리는 경우가 많이 있다.
 또한 원인이 확실해도 우울 상태가 오래 계속되는 경우가 있다. 그 대표적인 경우가 부모나 가족, 친한 사람의 죽음이나 이별에 의해 일어나는 우울 상태이다. 원인을 알고 있어도 해결할 방법이 없는 문제 때문에 일어난 우울 상태는 그렇게 간단하게 치료되지 않는다. 그것이 방아쇠가 되어 진짜 울병이 되는 경우도 있다.

가장 곤란한 상태는 원인을 전혀 모르고 있는데 증상 뿐인 우울 상태가 오래 계속되는 경우이다. 스스로도 걱정이 되기 시작해서 어떻게든 진창에서 기어 나오려고 노력하지만 발버둥치면 발버둥칠수록 깊은 진창으로 빠져 들어 버린다. 더구나 그런 때에 한해서 우울한 기분이 되는 경우가 계속 발생한다.

잔소리가 많은 상사의 불평을 듣고 울적해 있을 때에 부인의 외도가 드러났다. 그런 복잡한 와중에 부모님이 사망한다. 이와 같이 연속해서 심한 심리적 압박감을 받게 되면 아무리 강인한 신경의 소유자라도 아무렇지 않게 있을 수는 없다. 바로 설상가상의 상태이다.

이렇게 되면 우울 상태는 오래 계속되어 해결의 실마리조차도 눈에 띄지 않게 된다. 가령 상사와 타협을 잘 했거나 부인의 외도가 결말이 났다고 해도 그때는 이미 그렇게 간단하게 우울한 기분에서 벗어날 수 없게 된다.

이런 상태란 조금도 특수한 상태가 아니다. 현대라는 복잡한 시대에 있어서는 많은 문제가 복합적으로 서로 얽혀서 단순하게 해결할 수 있는 일이 더 적을 것이다. 이렇다 보니 현대인 모두가 울병이 될 가능성을 지나치게, 충분할 만큼 갖고 있다고 할 수 있는 것이다.

2 우울 상태가 오래 계속되어 사회 생활이 곤란해진 상태를 울병이라고 한다

 우울 상태가 되는 원인은 일상적으로 얼마든지 있다. 그러나 많은 경우에는 병에까지는 이르지 않는다. 보통 인간은 갑자기 찾아 오는 이상 사태에 대해서 이것을 정상으로 되돌리려는 복원력을 갖고 있다. 신체의 부조화라는 이상 사태에서는 자연 치유력에 의해 자연히 정상으로 돌아가는 작용을 한다. 정신에 있어서도 인간은 의식하지 않더라도 이상(異狀)을 정상으로 되돌리는 작용이 있다. 흔히 말하는 방어 본능이 그것으로 무의식 중에도 불안을 억제해서 어떻게든 침착성을 회복하여 안정 상태가 되려고 한다.
 이런 인간이 본래 갖고 있는 힘이 저하했을 때에 병이라는 상태가 일어난다. 우울 상태는 일상적으로 자주 있다고 해도 우울 상태를 해결하려고 하는 힘이 작용하고 있는 한 울병이 되지 않는다.
 일상적인 우울 상태에 빠졌을 때 많은 사람은 어떻게든 해결 방법을 강구한다. 홧술을 마시는 사람도 있을 것이고 홧김에 먹거나 사는 등 자포자기가 되어 하는 행동이 그것이다. 사람에 따라서는 더욱 적극적인 방법론을 갖고 있는 사람도 있다.

"기분 나쁜 일이 있을 때라도 이 음악을 들으면 산뜻해진다."

"조깅을 하면 다소 언짢은 기분을 해소할 수 있다."

라는 식으로 얼마간의 해결 방법으로써 대처하고 있는 사람도 있다. 그 대부분은 취미와 결부되어 있기 때문에 취미를 가진 사람한테는 울병의 발생률이 적다고 한다.

그런데 어떤 행동을 해도 해소할 수 없을 만큼 강한 우울 상태가 되거나 해소되기 전에 잇따라 우울 상태를 불러 일으키는 것 같은 사태가 거듭되면 인간이 가진 복원력의 범위를 넘게 되어 해소 불가능해진다. 울병이란 이렇게 해서 우울 상태가 오래 계속되어 정상적으로 사회 생활을 하기가 곤란해진 상태이다.

보통 우리들의 기분은 하루 중에도 수십 번씩이나 변화한다. 뭔가 일정한 원인에 의해 우울한 기분이 되었다 해도 그 직후에 기쁜 일이 있거나 해서 우울한 기분에서 해방된다. 이렇게 짧은 주기 속에서 감정의 균형을 잡고 있다. 그 속에서의 감정은 바로 일과성의 것에 불과하다.

그러나 경우에 따라서는 이 일과성이어야 할 감정의 주기가 일정 기간 지속되는 경우가 있다. 우울한 기분이 일정 기간 지속돼서 그 기분에 의해서 사회 생활을 보내는데 있어 곤란하게 되었을 때 그것을 울병이라고 부른다.

3 고통스러운 울병이지만 인격에 변함은 없다

"먹고 살기에 힘들면 인간의 삶에는 울병이란 없다. 울병이란 사치스런 병이다."
라는 사람이 있다. 그런 잘못된 개념 때문에 환자를 자살로까지 몰아 넣는 경우는 흔히 있다. 걸린 적이 있는 사람밖에 모를지도 모르지만 울병이란 매우 고통스러운 병이다.

"인간을 해치는 다른 어떤 병보다도 울병에서 유래하는 고통이 더욱 크다."
라고 정신의학자 클라인은 지적하고 있다.

이 울병이 최근에 와서 자주 발생하여 주목받고 있는 점에서 현대에 와서 생겨난 병같이 생각되고 있지만 사실 그 역사는 깊어서 지금으로부터 약 2,500년이나 전, 고대 그리스에서 이미 알려져 있었다.

의학의 아버지라고도 불리는 히포크라테스는 우울 상태를 멜랑콜리라는 말로 표현해서 그 경과를 기술하고 있다. 단, 히포크라테스 시대의 멜랑콜리 상태란 현대의 우울 상태와는 상당히 다른 것으로 받아 들여지고 있었던 것 같지만 멜랑콜리의 개념이 2천년이나 되는 역사 속에서 변천하여 현재의 억울 상태를 나타내는 말이 되어 왔다.

의학적으로 문제가 된 것은 본격적으로는 19세기말인데 근대 정신의학의 아버지라고 불리는 크레페린이 '조울병(躁鬱病)'이라는 말을 사용한 것이 처음이다.

크레페린은 '흥분 상태와 우울 상태의 주기적 변동을 반복하지만 인격 붕괴를 낳지 않는 정신병을 조울병이라 부른다'라고 정의하고 있다. 즉, 우울해지거나 떠들어대거나 하는 감정의 병적 변화가 좋아졌다 나빠졌다를 반복하기는 해도 인격이나 인간성은 유지되고 있는 병이라고 말하고 있다. 이 개념은 현대의학에도 계승되고 있다.

근래에는 정신의학 연구의 진행으로 '조울병' 중에도 우울 상태만을 반복하는 단극성 울병과 우울 상태와 흥분 상태 모두를 반복하는 양극성 울병이 있어 그 두 가지를 분류해서 생각하려는 경향에 있다.

조울병은 정신분열병과 나란히 2대 정신병으로 되어 있지만 조울병은 치료되기 쉽고 예후도 매우 좋은 것이 특징이다. 단 문제가 되는 것은 한 번 치료되면 재발되지 않는 병이 아니라 가끔 재발을 반복하는 경우가 많은 병이라는 점이다.

그렇지만 반드시 치료되는 병이므로 발병해도 낙담하지 않는 것이 중요하다.

4 울병이라고 해도 여러 가지 모습이 있다

한 마디로 울병이라고 해도 여러 가지 모습을 갖고 있다. 일반적으로는 내인성 울병과 신경성 울병으로 나누어 생각한다. 내인성 울병이란 외인성의 원인이 전혀 없고 심리적인 측면과 관계가 많은 울병이다.

외인성의 병이란 뇌에 물리적인 변화가 가해졌기 때문에 정신 장애를 일으키는 병이다.

예컨대 시너(thinner)나 알콜, 약물, 머리의 외상, 노년성 치매 등의 원인으로 정신에 장애를 가져 오고 있는 병을 가리키는데 내인성의 경우에는 원칙적으로 뇌파나 스캐너, 뢴트겐 등에 의해서도 구체적 병변(病變)이 인정되지 않지만 더욱이 사망 후, 뇌의 병리학적 검사를 해봐도 뚜렷한 병변이 인정되지 않는 병이라고 할 수 있다.

내인성의 울병은 정신적인 과로, 해결 곤란한 정신적 피로의 지속, 중요한 것의 상실 체험 등의 정신적 요인이 직접적 계기가 되고 있는 경우가 많고 특히 사춘기나 갱년기, 산후 등의 경우에는 신체적인 상황이 계기로 되는 경우도 있다.

또한 최근에는 정년 후나 자식의 결혼 등을 계기고 삶의 보람을 잃고 울병이 되는 경우가 주목받고 있다. 또한 이사나 전근, 전직, 결혼, 입학, 신학기 등의 환경의 변화에 의해서도 일어나는 경우도 있다.

내인성 울병의 원인에는 여러 가지 요인이 있지만 모든 것은 심리적인 갈등이 불러 일으키는 장애라고 할 수 있다.

신경증적 울병이란 억울신경증을 말한다. 반응성 울병이라 부르는 경우도 있다.

신경증이란 한 마디로 말하자면 심리적인 요인에 의해 마음에 병이 생기는 것으로 일반적으로는 노이로제라고 불리는 것이다.

반응성이라고 불리는 것도 뭔가의 외부적인 요인이 마음에 반응해서 일어나기 때문에 이름 붙여진 것이다.

내인성 울병과의 차이점은 여러 가지로 생각할 수 있다.

우선 내인성 울병이 신경증성 울병보다도 우울 상태가 심각하다.

내인성 울병의 경우에는 오전엔 더 기분이 나쁘고 저녁 무렵에는 회복되는 경우가 많지만 신경증성 울병은 하루를 놓고 볼 때 분명한 변동이 없다.

불면이라는 점에서는 같은 증상을 호소하지만 내인성 울병에서는 조기 각성으로 2~3시간 자면 눈을 뜨고, 그 후 잘 수 없다는 패턴이 많아지지만 신경증성 울병의 경우에는 잘 수 없다고 해도 수면에 들기가 곤란할 뿐 실제는 잘 자고 있는 경우가 많다.

　병이 되기 쉬운 성격에서 보면 양쪽 모두 같은 패턴이지만 내인성 울병의 경우에는 자기를 희생하더라도 타인을 우선시키는 타인 본위의 사고방식을 갖는데 비해서 신경증성 울병의 경우에는 자기 본위이다.

　그 때문에 내인성 울병의 환자가 자신의 성격이나 현실을 잘 이해하고 사회적으로도 적응력이 높은 반면 신경증성 울병의 경우, 증상을 일으키는 바탕에 정신적 미숙함, 유치함이 있기 때문에 현실과의 갈등이나 긴장 상태가 지속되는 경우가 많아진다.

　사고와 현실의 차이를 비관적으로 받아들여서 마음 속에서 갈등을 일으키며 무기력이나 억울 상태를 불러 일으킨다.

　내인성 울병에 걸리면 완전히 무기력해져서 치유 소망조차도 없어지지만 신경증성 울병의 경우는 치유 소망이 매우 높아 자신의 증상에 대해서 객관적으로 분석하고 적극적으로 치유에 몰두하는 의욕을 갖고 있다.

　단, 최근에는 대체로 가벼운 신경증적인 증상을 보이는 내인성 울병이 많아지고 있어 이것을 확실히 구분하기는 매우 어려워지고 있다.

　울병이라 불리는 증상은 이 두 가지 패턴으로 대표되지만 정신분열병의 증상 중에도 내인성 울병의 증상과 매우 흡사한 증상이 있다.

　더구나 정신분열병의 초기 증상은 억울 증상부터 시작되는 경우가 많아 구별이 매우 어렵다.

내인성 울병과 정신분열증과의 구별은 인격의 변용, 현실에 대한 거부, 자폐성, 이해 불가능한 현실적 일면이 있는지 없는지로 판단한다.

또한 분열병은 사춘기, 청년기에 발병하는 경우가 많고 내인성 울병은 중년부터 노년에 많이 발병한다.

특히 분열병은 성격적으로 비사교성인 사람에게 많고 내인성 울병의 경우에는 의외로 사교성이 있는 사람에게서 나타난다.

최근 갑자기 화제가 되고 있는 것은 가면 울병이다.

사실은 울병인데 울병이 여러 가지 신체적 증상으로 나타나는 것을 말한다. 즉, 울병이 가면 속에 숨어 있는 상태이다.

마음이 불러 일으키는 증상이라는 점에서는 심신증과 똑같이 생각할 수 있지만 심신증의 경우에는 정신적인 영향이 크며 직접적으로 병이 되어 나타난다.

위가 나빠지거나, 혈압이 높아지거나, 천식 발작이 일어나거나 하는 식으로 분명한 하나의 증상이 되고 있다.

이것에 비해 가면 울병의 경우에는 하나의 병의 형태로 특정적으로 나타나는 증상이 아니라 일체의 증상이 전증상(全症狀)의 일부분인 경우가 되는 것이다.

심신증의 경우에는 분명히 증상인 부위에 병변이 인정되기 때문에 위가 나쁘면 위장약을 투여하는 노력을 하고 혈압이 높으면 혈압강하제 치료를 할 수 있디.

그러나 가면 울병의 경우에는 항울제로 밖에 개선할 수 없다는 문제가 생긴다.

5 요즘의 내과는 가면(假面) 울병 환자로 넘치고 있다

 분명하게 정신 장애라고 인정할 경우에는 곧장 정신과를 방문할 것이다. 그러나 울병 환자의 대부분은 처음부터 분명하게 정신 장애를 인정할 수 있는 경우가 드물다.
 신체 증상으로부터 자각하는 경우가 많아지고 있다. 더구나 정신병에 대한 편견이 '인정하고 싶지 않다'는 심리로 이어져서 스스로 '어쩌면 울병이 아닐까' 혹은 '노이로제가 아닐까'라고 생각해도 뭔가 신체적인 증상으로 살짝 바꿔치기 해서 자신을 안심시키려고 하는 면이 있다.
 직장에 있어서 성차별이 없어졌다고는 하지만 아직까지 여성 관리급 사원은 적은 편이다.
 E씨(47)가 부장이 된 것은 3년 전이었다. 원래 터프하고 악착같은 그녀는 몬스터라는 닉네임을 가질 정도로 일에 열심인 여성이었다.
 그 E씨가 몸 상태가 나쁜 것을 느끼기 시작한 것은 반 년 전이다. 인사 이동으로 담당 부서가 바뀐 이후 웬지 기력이 떨어지기 시작했다고 한다.

"아무래도 기운이 없어. 주유소에서 기운은 안 팔까?"
라고 농담이라도 할 수 있었던 것은 1개월 정도였다. 그 후는 여러 가지 증상이 눈덩이처럼 불어나기 시작했다고 한다.

그렇게 좋아했던 일이 싫어져서 아침에 눈을 떠도 회사에 가고 싶지 않았고 침대 속에서 1시간 정도 뭉기적거리다가 겨우 느릿느릿 일어나서는 몸치장을 하는 형편이었다.

"그렇다고 해서 일을 쉴 수도 없고 막상 출근하면 다시 막차 시간 가까이까지 일해야 하는 나날이었어요. 일을 하고 있는 동안은 어떻게든 잊을 수 있었지만 끝나면 정말로 일이 고통스러워서 견딜 수가 없었어요. 그래도 이러면 다른 사람들한테 폐가 된다는 생각에 이를 악물고 버텼어요."

식욕은 완전히 없어지고 위의 상부가 당기듯이 아파 위 X-Ray 촬영을 해봐도 아무 이상이 없었다. 그때에 혈액 검사, 소변 검사도 했지만 그 검사 결과도 아무 이상이 없었다고 한다.

그럭저럭하는 사이에 시간은 지나가고 아침에 일어나면 머리가 쿡쿡 쑤시면서 아프기 시작했다고 한다. 그래서 뇌 검사를 받아 보았지만 거기에서도 이상이 없었다고 한다.

E씨 자신도 검사 결과가 계속 이상이 없고 그저 지나치게 무기력해졌다는 생각이 들자 '어쩌면 울병일지도 모른다'고 느꼈지만 '설마 내가'라는 생각과 '만일 울병에 걸리면 회사를 그만 둬야 할지도 모른다'는 생각으로 어느 사이엔가 울병을 부정하고 신체증상만이 확대되어 갔다고 술회한다.

상사의 권유로 도크(dock)에 들어가서 검사를 받은 결과 가면 울병으로 판명되었다.

E씨가 들어간 도크 담당의 의사가 E씨의 증상 중에 우울 증상을 알아채고 정신적인 검사를 중시한 점이 E씨에게 있어서는 행운이었다고 할 수 있을 것이다.

그로부터 두 달 가까이 의사의 지시에 따라 일을 하면서 치료하였다.

그후 E씨는 재발 방지를 위해서 S.I.S.식 요법을 실천하고 있다고 한다.

이와 같이 여러 가지로 변화하는 신체 증상을 겪으면서 내과, 이비인후과, 비뇨기과, 산부인과 등의 진료과를 전전하고 있는 사람은 매우 많다.

E씨와 같이 내과적인 검사를 해도 전혀 이상이 없는데 신체 증상이 있는 경우나 검사 결과 신체적으로 작은 이상은 있었다고 해도 그것이 병적 증상에 필적할 만한 이상이 아닐 경우 등은 가면 울병의 징후라고 생각해 볼 필요가 있다.

특히 기분에 따라서 증상이 변하거나 정신안정제, 항울제 등을 복용하면 신체 증상이 경감되는 경우에는 정신적인 요인이 육체적 증상을 불러 일으키고 있다고 생각해도 틀림없을 것이다.

울병 환자의 90%가 먼저 신체 증상을 호소한다는 통계도 있을 정도이니까 가면 울병이 얼마나 많은지 추측하기는 쉽다.

실제 정신과 이외의 진료과에서 진단을 받는 사람의 5~10%는 가면 울병이라고도 일컬어지고 있다.

6 울병의 증상은 단계적으로 변화한다

내인성 울병이든, 신경증성 울병이든, 가면 울병이든 반드시 치료되는 병으로 예후도 양호하고 치매나 인격적인 붕괴를 보이는 경우는 거의 없다.

따라서 그 시기에 적절한 치료를 받기만 하면 후유증을 걱정할 필요는 전혀 없다.

그런데 울병에 걸리면 완전히 무기력해지기 때문에 주위 사람이 보면 정말로 게으른 사람이라고 밖에 보이지 않는다.

이 점이 문제가 되는 부분으로 게으름 피우고 있다고 해서 질타를 하면 역효과가 나서 자살로 몰아 넣을 수도 있음을 명심해야 한다.

그렇게까지 꼼꼼했던 어른이 갑자기 무기력해졌을 경우에는 비교적 눈치채게 되지만 젊은이의 경우에는 아무래도 꾸중을 하게 되기 쉽다. 그러나 가장 고민하고 있는 것은 본인으로 스스로도 자신에게 채찍질하면서 그 증상으로부터 벗어나려고 노력하고 있으므로 증상의 경과를 잘 알고 올바르게 대처를 해야 할 것이다.

 울병의 초기 증상은 아무래도 기력이 없는 것부터 시작된다. 생활이 지루해지기 시작해서 그때까지는 흥미를 갖고 하고 있었던 일이라도 손도 대지 않게 된다. 또한 즐겨 보고 있던 텔레비전에조차 관심을 보이지 않게 된다.

 권유받거나 강요받거나 하면 억지로 하는 경우도 있지만 대부분의 경우는 오래 가지 않는다. 일이나 공부를 '해야 한다'는 마음은 있기 때문에 어떻게든 자신을 채찍질해서 분발하지만 능률은 오르지 않고 멍하니 있는 시간이 많아져서 학교나 회사를 쉬기 쉬워진다.

 주위 사람이 격려하거나 꾸짖거나 하면 반항적이 되거나 날카로와지면서 자신의 과거가 얼마나 보잘 것 없는 것이었는지를 되씹으면서 자기적인 행동을 한다.

 식욕도 없어지지만 전혀 먹을 수 없는 것은 아니다. 악몽을 꾸고 식은땀을 흘리는 경우도 있고 수면은 조기 각성형으로 2~3시간 자면 잠이 깨어 버리는 것이 특징이다.

 이 시기가 끝나면 2단계째로 증상이 이행한다. 우울감이 심해지고 초조해지는 시간도 증대한다. 하루 중에서 몇 번이나 기분 변동이 있지만 대체로 오전 중은 기분이 나쁘고 저녁 무렵이 되면 회복되는 경향이 있다.

 주위 사람에 대해서 폐를 끼쳐 미안하다는 생각이 강해 그 때문에 사표를 내거나 하는 경우도 있다. 또한 동시에 자신의 기분을 전환시키고 싶은 소망에서 일을 그만 둘 결심을 하거나 한다.

자신에 대한 혐오감이 강해서 자신은 구제불능의 인간이라고 비하하고 열등감도 강해진다. 앞날에 전혀 희망을 가질 수 없고 식욕, 성욕도 없으며 남 앞에 나서기를 싫어하고 자살을 꾀하는 경우도 있다.

이 시기가 되면 신체적 컨디션도 매우 나빠져서 극단적으로 마르는 등의 증상도 나타나기 때문에 본인도 주위 사람도 정신적 질환임을 깨닫는다.

그러나 정신병에 대한 편견으로 인해 본인이나 가족 모두 정신병 진단을 두려워해서 전문의사의 진찰을 꺼리는 경우도 있다.

이 시기가 지나면 울병 중에서 가장 중증의 시기에 접어든다. 억울(抑鬱) 상태가 심해지고 망상이 강하며 불면과 식욕부진 때문에 일어나 있을 수 없어 거의 누워만 있게 된다. 안색도 나쁘고 말라서 뼈와 가죽만 남고 주위 사람이 방심한 틈에 발작적으로 자살하는 경우가 많아진다.

이 상태인 채 방치해 두면 탈수 증상이나 폐렴 등으로 발전하게 되는데 그것이 원인이 되어 죽음에 이르는 경우도 있다.

이 단계가 끝나면 서서히 회복을 향해 역단계를 거쳐 나간다. 그러나 본인의 기분에서 보면 최악의 상태와 별로 다르지 않다. 기분이 좋을 때와 나쁠 때의 낙차가 크기 때문에 최악의 상태보다도 절망감이 강해져서 이 단계에서 자살하는 경우가 가장 많다.

원래 착실한 성격이기 때문에 약간 회복했을 뿐일지라도 빨리 사회에 복귀하고 싶어 하지만 아직 생각한 만큼 회복된 상태는 아니므로 주위 사람들이 이해심을 갖고 지켜 보며 병이 호전된 후의 뒷처리를 중시할 필요가 있다.

　이 시기를 거쳐 겨우 기분의 진폭도 적어지고 자신감도 회복되어 간다. 식욕, 성욕, 수면도 모두 개선되어 가지만 아직 쉽게 지치고 무엇을 해도 오래 할 수 없는 상태가 계속된다.

　본인이 사회 복귀를 원한다고 하지만 만일 완전히 치료된 것으로 착각하면 다시 증상이 나타나는 경우도 있으므로 천천히 예후를 관찰하여 정말로 치료되고 나서 사회에 복귀시키도록 해야 한다.

　그러나 이러한 각 단계에는 명확한 경계선이 없어 1단계의 지속기간이 1주일인 경우도 있지만 2주일인 경우도 있고 전 단계의 주기도 치료를 받으면 1~3개월, 받지 않을 경우에는 반 년 이상이나 계속되는 경우도 있다.

　더욱이 전형적인 단계를 거치는 것도 아니어서 제1단계에서 회복을 향하는 경우도 있다. 그런 경증 울병의 경우에는 주위 사람들은 전혀 눈치 채지 못하고 본인도 눈치 채지 못하는 경우도 많아진다. 눈치 채고 조기에 발견해서 치료하면 2단계 정도부터 회복하게 되지만 어쨌든 회복기에는 기분의 진폭이 심해 주의가 필요하다.

　그러나 이 울병은 반드시 치료되는 병이다. 그것을 알고 있으면 본인이나 주위 사람이나 자신감을 가질 수 있다. 본인의 생각이 어쨌든 주위 사람이 반드시 치료된다고 자신감을 가지면 대처 방법도 변해서 그것이 본인의 자신감으로도 이어지게 된다.

7 조울병(躁鬱病)은 유전되는 것일까

이런 우울 상태가 일어나는 원인에 대해서는 옛날부터 여러 가지 설이 있다.

원인이 있어서 우울 상태가 되는 것은 당연한 일로 병이 아니다.

따라서 원인이 없는 채로 우울 상태가 일어나는 것만이 울병이라고 일컬어지고 있었다.

그리고 원인이 없고 우울 상태가 일어나는 것은 유전적 요소에 의한 것이라든가 뇌의 기질적인 장애에 의한 것 등이라고도 일컬어져 왔다.

최근에 와서 여러 가지 연구를 통해 아무래도 뇌 안의 물질에 의해 일어나는 것이 아닐까? 하는 설이 유력해지고 있다. 그것이 아민 가설(假說)이라고 불리는 것이다.

뇌의 신경세포를 연결하고 있는 시냅스(synapse) 간격에 아민이라는 물질이 있어 그 아민이 감소함으로써 우울 상태가 일어나는 것이 아닐까 하고 생각되었다.

여기에는 여러 가지 실증도 있어 상당히 신빙성이 높은 설이라고 할 수 있지만 아직 연구 단계이므로 학자 사이에서도 찬반 양론이 있어 확실한 결론을 내리기에는 아직 이르다.

만일 아민 가설을 채용한다고 하면 원인이 있어 우울 상태가 될 때에는 아민의 감소는 일어나지 않고 원인이 없을 때에 일어나는 우울 상태일 때만 아민이 감소하게 된다는 모순이 생겨서 이론적으로 전혀 설득력이 없게 되어 버린다.

이와 같이 뇌의 생체과학적인 연구가 진행되는 한편 정신적인 원인을 찾는 연구도 진행하였다.

이 연구에 따르면 언뜻 원인이 없는 것처럼 보여도 사실은 계기가 되는 원인이 있다.

그 원인이 유인(誘因)이 되어 우울 상태를 일으키고 있다는 사실을 알게 되었다.

하지만 그 유인(誘因)이란 무엇인가? 그것은 유전적 요소와 환경적 요소가 더해져서 다원적으로 우울 상태를 불러 일으킨다고 생각할 수 있다.

정신과를 찾는 환자를 분석해 보면 이 두 요인이 겹쳤을 때에 울병이 일어난다고 생각할 만한 근거가 있다고 관련 학계에서 말하고 있다.

상황적으로 보면 확실히 조울병은 가계(家係)적으로 조울병이 있는 사람한테 많이 발생한다고 한다.

조울병이 된 사람을 기준으로 해서 그 가계를 조사해 보면 그 아이나 형제의 발생률은 10~20%, 조카나 질녀의 경우에는 2~3%라는 보고가 있다.

일반인에게 있어서 조울병의 발생률은 0.3%이므로 확실히 수치적으로도 유전적 소질은 있는 듯하다.

특히 일란성 쌍생아의 경우에는 한쪽이 조울병에 걸리면 다른 한쪽이 발병할 비율은 50~75%라고 한다.

이렇게 해 보면 확실히 유전적인 요소가 발병과 크게 관계하고 있음이 사실인 것 같지만 그래도 유전적 요소만 있는 것도 아니라는 사실을 알 수 있다.

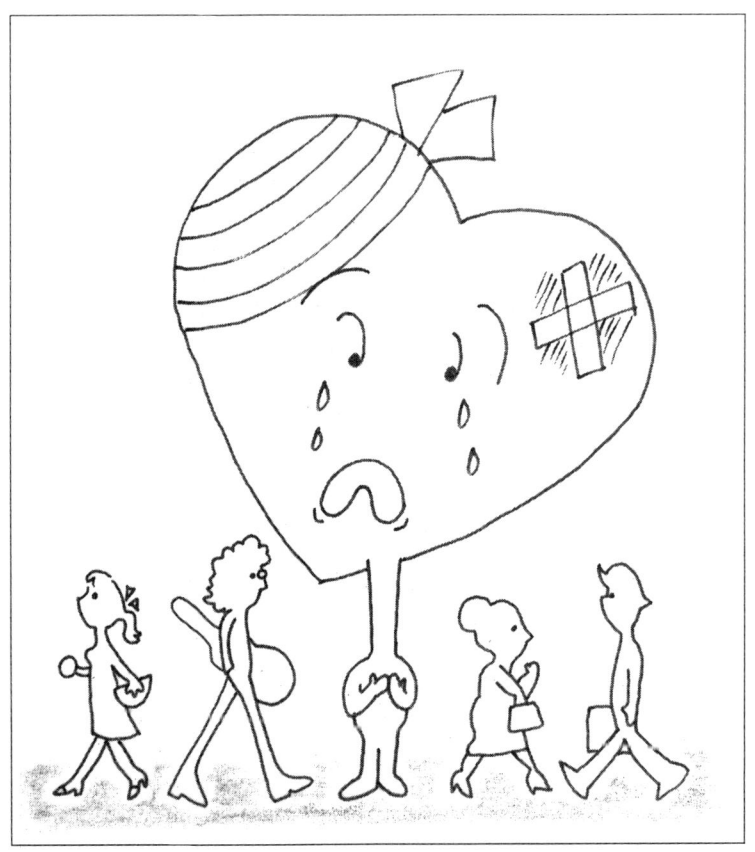

8 조울병에 걸리기 쉬운 타입이 있다

 유전적 요소에 있어서 체질 유전이라는 것도 있지만 성격 유전이라는 것도 생각할 수 있다.
 성격이란 선천적인 유전적 요소에 성장 과정에서 얻어진 가족이나 사회 환경 속에서 겪게 되는 여러 가지 체험에 의한 반응이 쌓여서 완성되는 것이다.
 성격 그 자체에 유전은 없다고 해도 일정한 환경 속에서 어떤 자극에 대해 반응하느냐는 확실히 유전적 요소가 강한 것으로 같은 환경에 있으면서 유전적인 소질을 가진 사람이 발병률이 높아진다고 충분히 생각할 수 있는 일이다.
 울병이 된 사람을 조사해 보면 표면상의 성격 표현은 달라도 근본 바탕에는 공통점이 있다.
 독일의 정신 의학적인 크레티마는 특정 체질과 기질은 정신 질환과의 사이에 관계가 있다고 발표해서 주목받았다.
 크레티마의 연구에 따르면 인간의 체형을 4가지 형태로 나누어 근골이 가늘고 호리호리한 홀쭉형, 비만 타입의 비만형,

근골이 울퉁불퉁한 투사형(鬪士型), 전체적으로 불균형적인 느낌이 드는 부전형(不全型)으로 나누고 있다. 그리고 조울병 환자 중 비만형이 3분의 2를 차지하고 홀쭉형과 투사형에는 적게 나타난다고 발표하고 있다.

더욱이 순환기질의 특징이 극단화된 것이 조울병이라고 생각하고 발병자의 40~70%가 이런 기질이라고 한다.

순환기질에 공통적으로 볼 수 있는 것은 붙임성이 좋고 마음씨가 좋은 사람으로 친절해서 친해지기 쉽다는 특징이 있다고 한다.

또한 명랑하고 생기발랄하며 유머가 풍부하고 감정의 기복이 심한 사람이 있는가 하면 침착하고 고요하며 매사를 걱정하는 타입의 사람 양쪽이 있다고 지적한다.

즉, 같은 순환기질이라도 붙임성이 좋고 밝고 쾌활한 타입과 똑같이 붙임성은 좋아도 친한 사람과만 밀접한 관계를 가지면서 평소에는 고독하고 조용한 타입, 두 타입의 부류가 있다고 한다.

이런 순환기질을 가진 사람이 조울병이 되는 경우 그 원인은 확실치 않은 것이 많고 오히려 기후의 변화나 호르몬 등의 내분비 변동, 신체적 과로가 원인이 되어 발병하는 것으로 생각되고 있다.

이에 반해 이웃 일본의 시모다 박사의 경우 집착 성격이 조울병 발병에 큰 역할을 하는지도 모른다고 지적하고 있다. 일에 대한 욕심이 많고 한 가지 일에 몰두하는 성질, 고지식하면서 강한 책임감, 정의감의 소유자라는 특징을 갖는데 정상인의 경우는 자연스럽게 휴식을 취할 수 있는데 반해 감정에 집착하는 성질 때문에 이상 흥분 상태가 지속되어서 휴식을 취할 수 없으므로 조울병이 발생한다고 하고 있다.

이 집착형의 경우에 공통적으로 말할 수 있는 것은 취미가 빈약하고 일이나 공부를 취미로 하고 있는 사람이 많다는 점이다. 시모다 박사에 따르면 조울병 환자의 93.4%는 이 집착 성격이었다고 한다.

또는 독일의 정신의학자인 테렌바하는 조울병 환자의 공통적인 특징으로서 고지식함을 들고 있다.

항상 질서 속에서 타인에 대해 배려하고 질서 속에서 타인과 일체가 되어 살려고 한다. 그 때문에 질서 속에서 살 수 있을 때에는 발병하지 않지만 자신이 질서를 혼란시키는 경우가 있으면 일을 잘 처리할 수 없는 것은 마치 자신이 미흡하기 때문이라고 생각하고 자신을 책망하면서 죄악감을 갖게 된다.

크레티마의 설을 받아들이느냐 시모다설을 받아들이느냐 또는 테렌바하의 설을 받아들이느냐는 차치하고 어쨌든 조울병을 가진 사람들을 특징 짓는 공통점으로서 말할 수 있는 것은 성실하고 책임감이 강하며 취미가 별로 없고 인정이 많다는 점인 듯 싶다.

그러나 이런 성격을 가졌다고 해서 누구나 조울병이 되는 것이 아니고 어디까지나 조울병이 되기 쉬운 타입이라고밖에 생각할 수 없다.

단, 비정하고 불성실하며 항상 책임전가를 하는 타입은 조울병이 되지 않는다고 말할 수 있을지도 모른다.

> 9 울병은 울병과는 무관해 보이는
> 사람이 걸리기 쉽다

 이렇게 분석해 보면 울병은 오히려 울병과 무관해 보이는 사람이 걸리기 쉽다는 사실을 알 수 있다. 상상 외로 바로 울병 그 자체라고 생각되어지는 그런 내향적이고 사교성이 없는 사람은 걸리기 어렵다. 자폐적인 성격의 사람과 울병과는 관계가 없는 듯이 생각된다.
 그러나 실제로는 표면적인 성격과 숨겨진 본질적인 성격과의 사이에는 차이가 있기 마련으로 표면의 성격만으로 판단하는 것은 위험한 일이라고 할 수 있을 것이다.
 정신과를 찾아 온 울병 환자 중에서 표면적 성격과 내부적 성격의 극단적으로 차이가 나는 경우를 예로 들어 생각해 보자.
 K씨(30세)가 노모(老母)의 손에 이끌려서 정신과를 찾아 갔을 때에는 혼자서는 외출도 할 수 없는 그런 상태였다고 한다. 조금 비만 기미가 있던 K씨는 완전히 무표정하고 아무 말도 하려고는 하지 않았는데 어머니의 얘기에 의하면 원래 내성적

이었던 K씨는 어릴 때부터 붙임성이 없어 성적표의 행동란에 협조성이 없다, 사교성이 없다고 늘 쓰여 있었고 친구도 적어 마음에 든 친구가 1년 동안에 한 명 생기면 썩 양호한 상태였다고 한다.

그 때문에 어머니도 늘 친구를 사귀라고 입이 닳도록 얘기했다. 친구가 적기 때문에 학교에서 돌아오면 늘 혼자서 책을 읽거나 텔레비전을 보며 밖에 나가려고 하지 않았다.

그런데 대학생이 되고 나서는 쾌활해져서 그룹을 주도하거나 했고 마치 성격이 변한 듯이 사교적이 되었다. 대학을 졸업하고 나서 일단은 취직했지만 스스로 장사를 하고 싶다고 해서 분식점을 시작했다.

그런데 옛날 사람인 완고한 부친은 분식점 따위의 장사는 마음에 안 든다면서 좀더 큰 일을 해 보는 게 어떠냐고 반대했다고 한다. 그러나 K씨는 단호하게 의지를 굽히지 않고,

"분식점이라고 해도 훌륭한 일입니다. 어차피 할거면 많은 사람한테 편안함을 주는 일을 하고 싶습니다."

그러면서 그야말로 손님이 있으면 자는 시간을 쪼개서까지 일에 열중했다고 한다. 그 때문에 가게는 3군데가 되고 나아가서는 체인점을 열게 되었다고 한다.

부친도 그 무렵이 되자 그의 일을 인정하고,

"어차피 할거면 죽을 힘을 다해서 해 봐라."

"무엇을 해도 좋지만 가족의 체면을 손상시키는 짓은 하지 마라."

라고 입버릇처럼 말하고 있었다고 한다. 그런데 장사가 궤도에

오르기 시작했을 때 K씨는 갑자기 일을 그만 두겠다고 했고 부친은 심하게 화를 냈다고 한다. 이에 K씨도 일을 그만두는 것은 단념했다고 하지만 그 후 오랫동안 거의 아무와도 얘기하지 않고 틀어박혀 있는 상태였다고 한다.

"원래 협조성이 없는 그 애가 손님을 상대로 장사를 하는 것 자체가 무리였을 거예요. 그래도 부친이 외곬으로 일밖에 모르는 사람이기 때문에 그 애도 지고 싶지 않았겠지만 그 애에겐 한계였을 거예요."

라고 눈물을 흘리면서 K씨의 어머니는 얘기하였다. 부모의 기대에 어긋나지 않으려고 자신을 채찍질하면서 노력한 K씨의 신경은 이미 허용 범위를 넘고 있었던 것이다. 아무리 괴로워도 우는 소리 한 마디 하지 않고 노력한 K씨의 무표정한 얼굴은 어쩌면 힘겨운 싸움을 막 이기고 돌아서는 사람의 얼굴과도 같은 것이라고 하겠다.

이와는 정반대의 경우로 M씨의 사례를 예로 들기로 한다. M씨는 어릴 때부터 반의 인기 스타. 명랑하고 보스 기질이나 책임감도 강했고 성적도 좋았다. 그리고 지기 싫어해서 일류 대학에 단 한 번만에 입학하였다. 정말로 자랑스런 딸이었다고 그녀의 어머니는 말한다. 졸업 후도 모두가 부러워할 만한 결혼을 해서 세 아이의 엄마가 되었다. 그런데 M씨의 불행은 2년 전부터 시작되었다.

남편이 교통 사고로 죽은 것이다. 어머니는 친정으로 돌아오라고 권유했지만 원래 악발이인 M씨는 자신의 힘으로 아이들을 키우겠다며 친구의 남편이 경영하는 회사에 취직을 했다.

사회 경험이 없는 M씨는 주어진 영업 일에 열중했다고 한다.

원래 능력도 있고 지기 싫어하는 M씨였으므로 성적은 점점 상승. 1년 후에는 톱 세일즈맨의 지위를 획득하게 되었다.

컨디션에 변화가 생긴 것은 그 무렵부터였다고 한다. 하루의 영업 활동을 끝내고 회사에 돌아오면 책상에 얼굴을 파묻고 쉬어야 할 정도의 피로감을 M씨는 필사적으로 견디고 있었다고 한다.

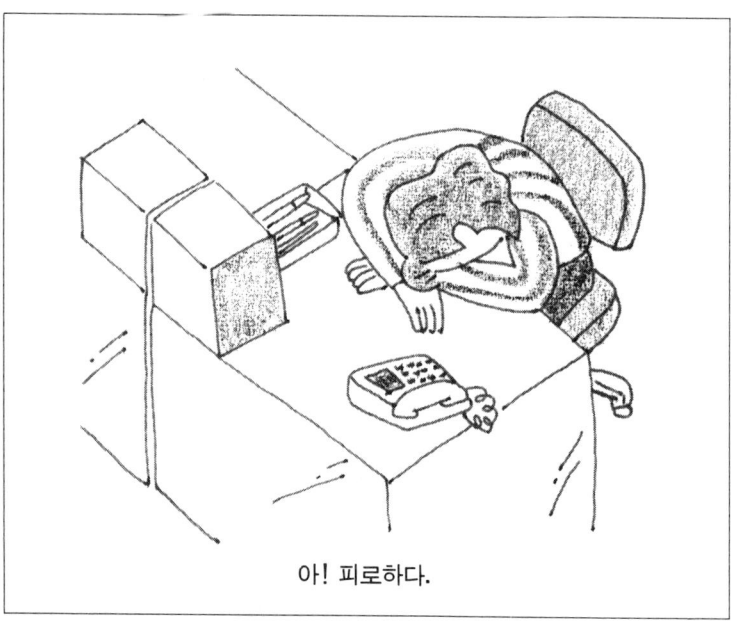

아! 피로하다.

가정의학서를 펴서 읽어 보니 간장 질환으로 추측되어 혈액 검사를 받아 보았지만 이상이 없었다. 그 무렵부터 위의 팽만감이 있고 식욕이 완전히 없어졌다. 내시경 검사도 받았지만 거기에서도 이상을 찾지 못했다.

"나른함은 여전히 계속되었지만 검사를 해도 이상이 없다고 하니 그저 기분이 나빠서 그러려니 하면서 필사적으로 자신을 채찍질하며 일했어요. 아이들도 마침 한참 수험기에 있었고 더구나 친구 남편의 회사이니까 폐를 끼칠 수도 없어 어쨌든 필사적이었지요."

며 M씨는 그때의 심경을 밝혔다.

그러나 자신의 마음만으로는 어쩔 수 없는 무기력 상태가 시작되었다고 한다.

"녹초가 되게 지쳐 있는데 잠은 오지 않았고 그래서 안정제를 사와서 먹고 잤어요. 밤 10시 전에는 잠들려고 노력했지만 그렇게 하면 새벽 1,2시경에 잠이 깨어 버려서 그 후부터는 잘 수 없었어요. 그런 날이 한동안 계속되었지만 어느 날 아침은 나른해서 도저히 일어날 수 없었어요. 그 날 처음 회사를 쉬었어요."

M씨는 마침내 회사를 결근까지 하게 된 경위를 이렇게 설명하였다.

그날을 계기로 M씨의 결근이 계속되었다. M씨 자신도 회사에 미안하고 동료한테 부담을 주게 되어 일을 그만둘 수 밖에 없다고 진지하게 생각하고 사표를 냈다고 한다.

책임감도 있었지만 그것보다도 일을 그만 두면 그 증상이 개선되지 않을까 라는 기대가 더 컸었다며 M씨는 말하였다.

그런 M씨를 가장 걱정해 준 것이 사장 부인인 친구였다. 그녀의 적절한 대처로 정신과를 방문해서 그후 3개월만에 일단은 완치되었으나 심리적인 후유증 때문에 재발 기미가 있어서 S.I.S.식 요법을 실천하게 되었다고 한다.

K씨와 M씨는 성격도 정반대이고 환경도 반대이다. K씨의 부친은 완고하기만 한 사람이고 모친도 고지식해서 자신의 가치관을 확실히 갖고 있는 사람이다.

그런데 M씨의 부친은 학자로 자신의 세계에 갇혀서 딸의 일이지만 거의 무관심했다.

모친은 과거에 자율신경실조증 체험도 있어 M씨에게는 평소부터 '느긋하게 지내라, 어떻게 살든 한 평생이니까'라고 충고하고 있었다고 한다.

그러나 이 두 사람의 공통점은 모두 고지식한 부모를 두고 그 부모의 가치관을 물려받은 채 그 속에서 최대한 노력을 거듭하였다고 할 수 있다.

더욱 공통되고 있는 점은 두 사람 모두 전혀 취미도 없고 K씨한테 있어서는 '취미를 가질 필요가 없었다. 일이 즐겁고 일 속에서 사람의 고민을 해결해 나가는 것이 무엇보다도 가치 있는 일로 생각되어 그 밖의 일에는 전혀 흥미가 없었다'고 말하고 있는데 그것은 M씨의 경우도 마찬가지였다.

"오로지 아이를 위해서 노력하고 버텼어요. 그 모습이 아이들의 교육이라고 생각하고 무엇 하나 취미 생활도 하지 않았지요."

이 두 사람의 고지식함, 강한 책임감이 울병으로 몰아 넣었다고 할 수 있을 것이다.

10 자신은 희생해도 타인을 먼저 생각하는 사람이 울병이 되기 쉽다

울병이 되는 환자는 예외없이 머리가 좋은 사람이다. 자신의 상황을 정확히 분석하고 앞으로 일어날 상태를 예측하는 일 정도는 간단히 해낼 수 있다. 따라서 지금까지 쓴 울병에 관한 지식 따위는 울병에 걸린 사람의 대부분은 이미 아는 내용일 것이다.

아니 좀더 자세한 데이타를 갖고 있거나 전문지식을 갖고 있다. 다만 그 사람들의 공통점은 머리가 좋기 때문에 이론에 치우치기 쉽다는 것이다.

예를 들어 기분 전환을 위해 꽃을 사왔다고 하자. 방에 꽃을 장식하고 잠시 동안은 즐겁다.

그러나 그 직후에는 어떻게 하면 그 꽃을 오래 살 수 있도록 할까 하고 생각한다. 중성 세제를 넣으면 물의 빨아올림이 좋다라든가 물에 설탕을 섞으면 오래 간다든가 그런 일에 신경을 빼앗긴다.

즉, 기분전환을 위해 꽃을 사왔다는 처음의 목적에서 이제는 꽃을 오래 가게 하는 데로 목적이 바뀐다. 만일 거기서 그 꽃을 그늘에 두면 더 오래 간다는 지식을 얻으면 꽃을 아무도 눈에 안 띄는, 차고 어두운 곳에 두게 된다.

그러나 꽃은 결국 시들기 마련이다. 시들 때까지만 아끼고 즐기는 것이 꽃의 역할이다. 본래 시드는 데에 꽃의 가치가 있다. 오래 가게 하는 데에 꽃의 가치가 있는 것이 아니다.

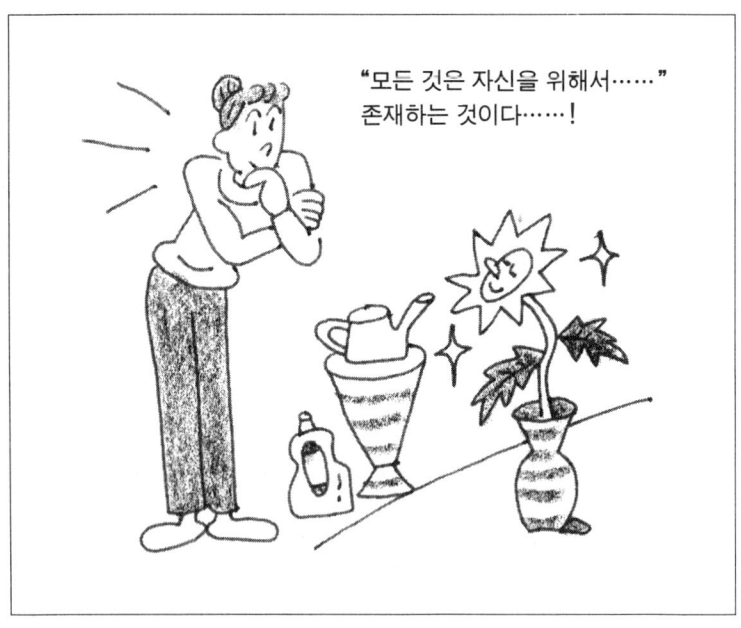

이렇게 그들은 자신의 인생에 대해서도 주객이 전도된 사고 방식을 갖고 있다. 일은 자신이 살기 위해서 하는 것이다. 학교는 자신을 향상시키기 위해서 다니고 생활도 자신이 살기 쉽도록 만들어 나가는 것이다. 모든 것은 자신이 중심이 되어 자신을 위해 행동하고 있는데 불과하다.

그것이 어느 사이에 자신을 희생시키면서까지 공부한다거나 일이나 생활을 유지한다는 식으로 자신이라는 존재를 희생하는 데에 가치관을 전가시켜 나간다.

확실히 사회 생활을 영위하는데 있어서는 어느 측면에서는 그렇게 해야 할 것이다. 그렇게 타인을 위해서 자기 희생을 치를 수 있는 인간에 대해서 많은 사람들이 '좋은 사람' 혹은 '훌륭한 사람'이라고 칭찬할지도 모른다.

그러나 그것도 모든 것은 자신을 위해서 하고 있다는 명확한 의식 하에 입각한 행동이라면 문제는 없다. 정말로 꽃을 즐긴다는 처음 목적에서 오래 즐기고 싶기 때문에 오래 가게 하는 데에 전심하는 것이라면 문제는 없다. 그런데 초기의 목적을 잊어 버리기 때문에 문제가 된다. 자신이 있어야 가능한 인생인데 자신을 희생하는 데에 인생이 있다고 생각하기 때문에 문제가 생기는 것이다.

타인에게 폐가 될 만한 행위는 절대 않는다, 자신이 우울해 있어도 타인을 위해서 웃고 밝게 행동한다, 자신이 타인과의 관계 속에서 늘 좋은 사람이고 싶다는 생각이 어느 사이엔가 전도되어서 자기를 희생해 버린다.

이렇게 정말로 좋은 사람일수록 울병이 되기 쉽다.

이런 인정이 많은 성실한 인간에게 즐겨 울병이 발생한다고 한다면 정말로 슬픈 애기지만 현대 사회란 아니 인간 사회란 좋은 사람만으로는 살 수 없는 그런 부분이 있으며 바로 그런 요소들이 울병을 불러 일으키고 있다고 말할 수 있을 것이다.

11 울병에 걸리기 쉬운 사람은 앞을 읽고 합리적으로 해결하려는 성격을 갖는다

보통 많은 사람은 타인을 위해서 자신을 희생할 수 없다. 울병에 걸리기 쉽다고 일컬어지는 전형적인 사람이라도 항상 자기 희생심으로 살고 있느냐? 하고 묻게 되면 노(No)라고 밖에 말할 수 없을 것이다.

"당신은 자신을 좋은 사람이라고 생각합니까?"
라는 질문을 하면 울병인 사람의 대부분은 자신을 좋은 사람이라고는 생각하고 있지 않다.

이미 앞서 서술한 것과 같이 울병이 되기 쉬운 사람이란 자기 분석력이 왕성한 사람이기 때문에 자신의 좋지 않은 부분을 잘 알고 있다.

만약 내키지 않은 제안을 누군가가 해오면 어떻게 할 것인가? 하고 물으면 그들은 대부분 자신의 생각을 뒤로 하고 타인의 의향에 따르겠다고 한다.

많은 사람은 정말로 싫으면 자신을 굽히고서까지 타인을 따르려고는 생각하지 않는다.

그러나 아무리 울병에 걸리기 쉬운 타입의 인간이라도 진심으로 기꺼이 타인에게 영합되고 있는 것은 아니다.

단지 타인에게 영합되는 것 속에서 합리성을 보고 있는 것이다.

만일 자신의 기분을 우선시킴으로써 상대가 화내거나 슬퍼하거나 했을 경우에 일어날 후유증적인 감정에 대해 예상하고 합리적인 사고로써 회피하고 있다고 말할 수 있을 것이다.

울병에 걸리기 쉬운 사람은 그렇지 않은 사람에 비해서 몇 십배 앞을 내다보고 있다.

예를 들어 자신이 담당하고 있는 일 이외의 일을 부탁받았다고 하자.

많은 사람은 싫으면 자신의 담당이 아니라며 거절해 버린다. 그러나 울병에 걸리기 쉬운 사람은 이렇게 생각한다.

'확실히 쓸데없는 일이고 하고 싶지는 않다. 그러나 거절하면 부탁받은 사람도 곤란할 테고 그 사람은 다른 사람한테 부탁하게 될 것이다. 그렇게 되면 부탁한 사람도 자신이 거절했기 때문에 일을 해야 하므로 기분이 나쁠 것이다. 그 기분이 나쁜 상황에 다시 내가 신경쓰게 될 테니, 그렇다면 아예 싫어도 참고 하자, 그게 더 깨끗하다.'

그래서 '좋다'라고 아무렇지 않게 받아 들이기로 한다.

확실히 그로써 부탁한 사람도 기분 나쁘지 않게 되고 다른 희생자도 안 생긴다.

그 사람의 상황 파악이 옳았다고 하게 될 것이다.

여기에서는 자신의 감정의 경위를 전혀 표현하지 않고 결론에 대한 행동만을 합리적으로 실시함으로써 해결하게 된다.
 그러나 싫다고 생각한 것은 사실이다.
 그것이 행동으로 나타나지 않았을 뿐, 싫다고 생각한 것은 거절을 하게 되든 안 하든 똑같다.
 따라서 울병이 되기 쉬운 많은 사람은 자신을 절대로 좋은 사람이라고는 생각하고 있지 않다.
 그저 자신은 그 일을 합리적으로 해결했다고 밖에 생각하고 있지 않다.
 그런데 가장 큰 문제는 이런 매사의 행동과 동기 분석이 습성이 되고 있기 때문에 순간적으로 판단하게 됨으로써 스스로도 감정의 변화 과정을 깨닫지 못하고 있다.
 무의식중에 결론적 합리성의 행동을 취해 버리는 것이다.
 따라서 주위 사람이 보면 좋은 사람이라고 밖에 비치지 않는다. 마지못해 하고 있는 것처럼은 도저히 보이지 않는다.
 그 때문에 울병의 발견도 늦어지게 된다.
 또한 자살자 중에는 원인이 확실한 경우도 있지만 많은 경우, 자살 이유가 불확실해지는 것도 바로 그러한 성격에 기인하고 있는 것이다.
 "그렇게 명랑한 사람이 자살하다니 생각할 수도 없었다."
라든가,
 "괴로워하는 모습을 볼 수 없었기 때문에 자살 원인은 전혀
  상상할 수 없다."
라고 말해지는 경우가 많다.

12 환경의 변화에 좀처럼 순응할 수 없는 성격은 울병이 되기 쉽다

태어났을 때부터 죽을 때까지, 같은 환경 안에서 살았다는 사람은 적을 것이다.

입학하면 학교에 가야 하고 신학기에는 반도 바뀐다.

언제까지나 학생으로 있을 수 없기 때문에 졸업을 하고 취직도 하고 근무지 변경 발령도 있을지 모른다.

결혼하면 부모곁을 떠나서 독립하게 되고 아이가 태어나고 좀더 넓은 집으로 이사하는 경우도 있을 것이다.

이렇게 인생에는 몇 번인가 환경이 변하는 경우가 있다. 변할 경우에는 절대 마이너스 요인으로 변하는 것이 아니고 보통은 플러스 요인으로 변하는 경우가 많다.

영전한다, 집을 지어서 이사한다, 결혼한다, 아이가 태어난다 등 타인이 보면 기쁜 일일텐데 이런 환경의 변화가 울병을 불러 일으키는 경우가 있다.

사실은 환경이나 상황의 변화가 울병을 불러 일으키는 시초가 되는 경우는 매우 많다.

이렇게 울병이 되기 쉬운 타입이란 환경에 대한 적응력이 낮아진 경우를 말한다.

1~2개월에 순응할 수 있는 것이 1년이나 2년 걸린다는 그런 경우를 말한다.

어째서 그렇게 쉽게 적응할 수 없게 될까?

울병에 걸리기 쉬운 사람은 인간 관계를 중요시하는 경우가 많기 때문에 변화한 상황에 대한 순응보다도 변화한 인간관계에 대한 순응이 더 중요하다.

따라서 익숙해진 환경 속에서 만들어 온 인간 관계를 새로운 환경 속에서 만들려고 하면 시간이 걸리는 것이 당연하게 될 것이다.

그렇지만 인간 관계 등은 그렇게 생각대로 만들 수 있는 것이 아니기 때문에 그 차이가 우울 상태를 불러 일으켜서 적응이 되지 않은 채로 울병이 되어 버리게 된다.

이런 환경의 변화에 대해서 어느 변화에 가장 민감하게 반응하느냐에 대해서는 개인차가 있지만 병력을 보면 같은 사람에게 있어서 같은 상황의 변화가 발병의 시초가 되고 있다고 한다.

이사가 계기가 되어 울병이 된 사람은 또 한 번의 이사의 경우에 재발하는 경우가 많고 전근으로 발병한 사람은 마찬가지로 전근 문제가 관련되면 재발을 반복하고 출산으로 발병한 사람은 출산 때마다 우울 상태가 되고 있다.

이것은 같은 환경의 변화라도 그 사람의 가치관과 가장 강하게 결부되어 있는 변화에 대해서 가장 민감하게 반응을 나타내기 때문인 것으로 분석된다.

여성의 경우, 결혼, 출산, 이사, 자식의 결혼, 이혼, 남편의 사망 등의 변화로 인해서 발병하며 남성의 경우, 전근, 전직, 영전, 정년 등의 일을 중심으로 한 변화가 방아쇠가 되는 경우가 많다.

남녀 모두에게 계기가 되는 변화란 신체적 트러블, 부모나 가족의 죽음이나 사고 등이다.

여성의 경우에는 신체적 트러블 중에 생리, 임신, 출산, 갱년기 장애 등 호르몬에 관계되는 문제가 있을 때 재발하는 경우가 많아진다. 더욱이 계절의 변화나 내분비 장애가 문제가 되고 있는 경우도 있다.

이런 것은 인생 속에서 중대한 전기(轉機)인 경우가 많아 가령 울병이 되지 않더라도 여러 가지 정신적 억압 상태에 빠지는 경우는 누구에게나 있을 것이다.

그렇다면 그런 상황을 회피 하는 등으로 재발을 미연에 막는 것도 가능하다고 할 수 있다.

한편 일반적으로 이사에 의한 환경 변화로 일어나는 울병을 '이사 울병'이라 하며 자식을 결혼시키거나 정년이 되거나 무거운 짐을 벗은 듯한 때에 일어나는 울병을 '홀가분한 울병', 그때까지 자신을 지탱해 온 가치관이나 생활 신조, 생활 목표를 잃었을 때에 일어나는 울병을 '근본적 울병' 등으로 부르고 있다.

13 울병이 되기 쉬운 성격은 부모의 교육 방침에 따라 결정된다

 울병에 걸리기 쉬운 사람이라는 것은 타인에 대해서 매우 약한 사람이라고도 말할 수 있다. 어떤 의미에 있어서는 자기 표현이 매우 서투르다고도 말할 수 있을 것이다. 따라서 원래 사교성이 없다, 협조성이 없다고 일컬어지는 인간이 더 자기 표현을 하고 있다 할 수 있을 것이다.
 어떻게 이런 성격이 형성되느냐는 점에 대해서는 유전적 성격도 물론이거니와 부모의 교육 방침이 크게 관계하고 있다.
 N씨(34세)는 홀어머니 밑에서 자랐다. N씨의 모친은 N씨를 키우기 위해 그야말로 필사적으로 일해서 사치란 게 무엇인지도 모른 채 오로지 N씨의 성장을 낙으로 살아 왔다고 한다. 그 어머니는 입버릇처럼,
 "네가 훌륭해지면 그게 에미의 보람이다. 너를 위해서는 어떤 희생이라도 할 테니까 어쨌든 열심히 살거라."
 모친의 그런 모습을 보고 자란 N씨는 어머니에게만은 폐를 끼쳐서는 안 된다고 생각하면서 어릴 때부터 자기 절제를 하면

서 자랐다고 한다. 그 때문에 늘 우등생이었으며 리더적 존재로 친구도 많고 유머도 풍부해서 항상 반의 인기를 독차지했다고 한다.

대학은 미국으로 유학, 졸업하고 귀국해서 무역회사에 취직하여 어머니의 소원대로 훌륭한 청년으로 자랐다. 미국인의 명랑함과 한국인의 성실함을 고루 갖춰서 신망이 두터워 창립 이래 첫 30대 부장으로 발탁된 것이다.

그런데 부장이 되고 나서 차츰 기운이 없어져 갔다. 어머니에게도 얘기하지 않고 지냈는데 그러다 보니 늘 한숨만 쉬고 있었다.

"어떻게 된 거냐? 몸이 안 좋으냐?"
라고 아무리 물어도 대답을 하지 않았다. 그럭저럭 하는 사이에 밤에도 잠을 못 이루는 듯하고 또한 새벽처럼 일어나는 일이 계속되었다고 한다.

걱정이 된 어머니가 회사 상사한테 물어보니 회사에서도 역시 멍하니 전혀 생기가 없다고 했다. 마침 새벽에 깬 N씨한테 어머니가 얘기를 걸자,

"어머니, 죄송해요. 저 이제 안 될 지도 몰라요. 효도 못해서 죄송해요."
라고 말했다고 한다.

"괜찮다. 신경 쓰지 말아라. 네가 하고 싶은대로 하면 되잖니? 사람이란 어차피 한 번 살다가 죽을 뿐인 존재니까 무리하지 말아라."
라고 대답하고 회사를 한동안 쉬도록 설득했다고 하는데 단호

히 거절하며,
"일을 쉴 정도라면 죽는 편이 낫다."
라고 말했다고 한다. 생각다 못한 어머니가 아는 정신과 의사에게 N씨를 강제적으로 데려 가서 강제 입원시켰다고 한다. 그 때문에 조기에 치료할 수 있어 2개월 후에는 일에 복귀할 수 있었다고 한다.

그러나 기업이란 비정한 것이어서 단 2개월인데 원래의 부서로는 돌아갈 수 없었고 한직이라고 불리는, 자료 관계 일을 하는 부서로 교체되었다고 한다.

"내 교육 방침이 나빴던 것일지도 모른다. 인간의 가치는 자신 이외의 사람에게 무엇을 할 수 있느냐에 따라서 결정된다고 입버릇처럼 말하며 키웠기 때문에 우리 애가 치열한 기업의 전쟁에는 적합하지 않았을 것이다. 그럼에도 최대한 노력한 우리 애가 가엾다. 앞으로라도 늦지는 않았으니까 정말로 자신을 발휘할 수 있도록 살게 하고 싶다."

어머니의 한결같은 생각이 담겨 있는 말에서 N씨의 고통이 된 시초가 무엇이었는지를 조금은 느낄 수 있을 것이다.

N씨의 경우에는 부모의 교육 방침과 함께 상황이 그를 모범적인 방법으로 밖에 살 수 없도록 몰고 갔겠지만 이미 현대 사회에 있어서는 부모를 소중하게 생각하고, 나아가 그저 성실하게 사는 길은 이미 그 의미가 퇴색해 버린 것은 아닐까? 하고 생각하면 우리는 불안해지기조차 한다.

우리 나라는 예로부터 대가족 속에서 부모가 자식한테 정서를 대물림하여 왔다.

부모에게 효행하는 것은 당연한 일로 괴로워도 그런 소리 한 마디 하지 않고 마음으로 울고 얼굴은 웃고 있는 그런 생활 신조로 살아왔던 바, 이것은 우리 나라 사람들 전체의 근본 원리가 되고 있었다.

그 때문에 누구나 공통의 통증을 서로 나누고 이해할 수도 있었다.

그런데 가치관이 다양해지고 교육방침도 다양해지자 타인을 희생시키고라도 자신이 기어 오르려고 하는 사람이 승자가 되고 남의 고통을 이해하고 자신을 희생하면서 성실하게 노력하는 그런 가치관이 오히려 무시되어지고 통하지 않는 세상이 된 것이다.

그런 현실을 똑똑히 보고 자녀 교육에 임하지 않으면 N씨와 같이 좌절시키게 될지도 모른다.

정말로 한심한 얘기이지만 그것이 바로 우리 앞에 다가 선 현실인 것으로 생각된다.

현대는 다채로운 자기 표현의 세상이다. 자신의 존재를 상대에게 인정시키기 위해서만 노력이 필요하고 타인이나 전체를 위한 노력이나 배려는 현대를 살아 가는 데에 도움이 안 되는 무용지물이 된 것일지도 모른다.

모름지기 자녀 교육이란 그 시대를 씩씩하게 살아 가게 하기 위한 것으로 오늘날 필요한 것은 예전의 정서나 감성이 아닐까? 하고 생각해 보면서 달라진 시대에 사는 어려움을 절감하게 된다.

14 가족, 가정이라는 긴급 피난처가 있으면 자살은 막을 수 있다

 울병의 발생 원인에서 가장 관계가 깊은 것이 가족 문제이다. 부모와의 관계도 물론이거니와 부모를 매개로 한 형제와의 관계에 있어서도 여러 가지 성격을 완성해 간다.
 부모는 자식이 몇 명 있다고 해도 어느 아이나 마찬가지로 귀엽다고 한다.
 사실 아이가 여러 명 있다고 해도 자식을 미워하는 부모는 없을 것이다.
 그러나 자식 쪽에서 보면 여러 가지 피해자 의식을 갖고 있는 경우가 있다.
 장자만을 귀여워한다, 막내만을 편애했다, 형제끼리 비교해서 좀 뒤떨어진다고 하여 비난받았다 등으로 아주 사소한 일이 그의 마음에 남아 중년이 되어도 그 생각이 없어지지 않고 있는 경우도 있다.
 울병에 걸린 독신자만을 조사하면 가족에게 도움을 청하는 타입과 반대로 가족으로부터 떨어지려고 하는 타입으로 나누어진다.

그리고 가족에게 자신의 상황을 알리고 도움을 청했을 경우에는 자살을 꾀하는 비율이 낮아지고 그 반대의 경우에는 자살의 위험성이 매우 높아지고 있는 것으로 나타나고 있다.

울병의 경우 자살을 꾀하는 사람은 30% 가까이 달하고 있는데 그 중에서도 중증이고 더구나 가족 관계, 그 밖의 인간관계가 안 좋으면 그 퍼센트는 더욱 올라간다. 중증이라도 이들이 인간관계가 좋을 경우, 자살률은 낮아진다고 하므로 얼마나 가족이 중요한지 알 수 있다.

기혼자이면서 울병에 걸린 사람의 경우도 마찬가지이다. 현대를 상징하는 듯한 귀가거부증후군이라는 기병이 유행하고 있다고 하는데 이것도 어떤 의미에 있어서는 가면 울병에 포함될지도 모른다.

자신이 힘든 상황에 있는데도 가정에 도움을 청할 수 없게 된 사람들은 여러 가지로 피난처를 찾는다. 그것이 귀가길에 들르는 술집이라고 하면 이 얼마나 슬픈 얘기인가?

만일 귀가거부증후군의 사람이 정말로 울병이 되었을 경우에는 증발하든가 자살하든가 하는 수밖에 없게 되어 버린다.

자살을 하는 것이 울병에 걸린 사람만은 아니라고 해도 자살자의 대부분은 울병이라고 일컬어지고 있다. 그 자살자에게 공통적인 것으로서 들 수 있는 것이 첫째로 고독이다.

인간은 누구나 고독하고 그 고독을 견디면서 살지만 그것은 건강한 경우이고 울병에 걸려 있을 경우에는 고독은 견딜 수 없는 것이다.

현대라는 시대는 개인의 시대라고 일컬어지듯이 가족이 있어도 동료나 친구가 있어도 고독하다는 의식은 없애지 못하는 모양인 것 같다.

더욱이 자살자가 갖는 공통 심리에는 '도움받고 싶다'는 소원이 있다.

죽고 싶다는 소원과 동시에 정반대로 일어나는 심리이지만 이 때에 주위 사람이 눈치채지 못하면 도움받고 싶은 소원은 죽고 싶은 소원에 져서 도와주기가 곤란해진다.

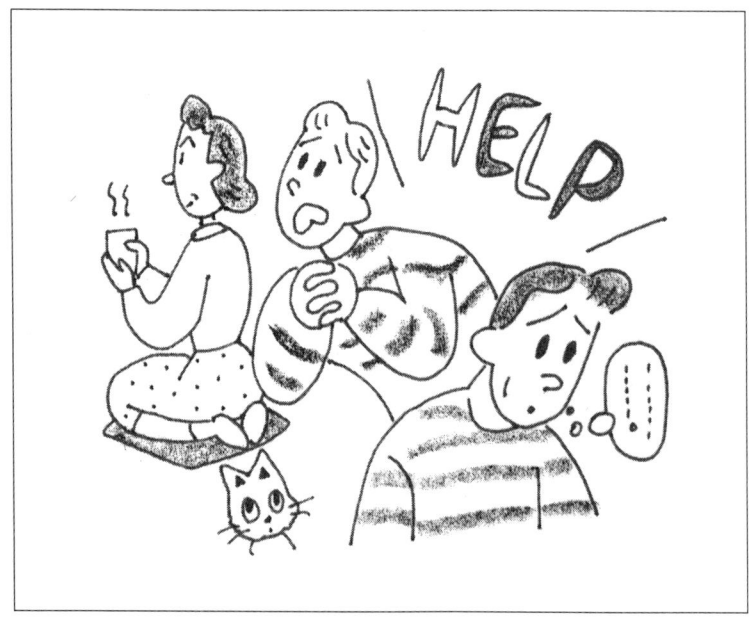

도움받고 싶은 소원이 있는 동안은 자살을 가장하거나 유서 같은 것을 써서 남의 눈에 띄는 곳에 두거나 하지만 가족이나

주위 사람의 무관심이 이런 경고를 눈치채지 못하면 심리적인 방지를 할 수 없게 되며 그 후 깨달았을 때에는 물리적으로 억압하거나 약물에 의지하는 수밖에 없어진다.

울병에 나타나는 특유한 자살은 발작적인 자살이다. 미수로 그친 사람에게 물으면 '어째서 그런 짓을 했는지 모르겠다'는 경우도 많다. 이것은 울병 증상의 결과 부분에서도 서술했지만 기분의 진폭이 심하기 때문에 발작적으로 자살로 치닫는 경우이다.

그러나 어쨌든 주위 사람의 관심으로 자살은 미연에 막을 수 있다. 그러기 위해서는 긴급시 피난할 수 있는 장소를 확보해 두는 것이 중요해진다.

가능하면 가족이 긴급 피난처가 되어 주기를 바라지만 여러 가지 사정으로 인해 그것이 어려울 때는 친구나 지인 혹은 믿을 수 있는 의사나 선생님 등과의 인간 관계를 긴밀하게 함으로써 스스로 피난처를 만드는 노력이 필요해진다.

단, 이것은 건강할 때에 밖에 만들 수 없는 것이므로 실제로 울병에 걸려 있는 사람에게는 주위의 사람이 피난 장소를 제공하는 수밖에 없다.

이런 비상사태에는 누구라도 좋으니까 손을 뻗어 주는 것이 위기를 탈출하게 하는 유일한 방법이다.

울병이란 발생 원인적 측면에서도 중증으로 발전하게 되는 측면에서도 가족이 크게 관계하고 있다.

'남편이 건강해서 집을 비워도 괜찮다'고 말하고 있었다고 해도 언제 남편의 울병이 재발하여 자살할는지 모른다.

15 알콜 의존증이라는 이름의 울병

초조할 때에 술을 마시고 마음을 진정시킨다, 스트레스 해소를 위해 술을 마신다 등으로 술은 정신의 쇼크를 완충시키는 작용도 한다. 그렇게 알콜로 신경을 마비시켜서 현실 도피를 꾀한다. 정말로 술은 안정제나 수면제처럼 이용되고 있다.

본래 술이나 안정제, 수면제는 신경을 잠시 차단해서 현실 도피를 한다는 의미에서는 같지만 술을 마셔도 죄악감에 사로잡히지 않고 본인도 술은 백약의 으뜸이거나 한 듯이 착각하고 있기 때문에 아무렇지 않게 매일 마시고 있다. 그러나 이 술이 문제가 되어 숙취가 남아 있는 아침의 상태는 바로 우울 상태를 모의 체험하고 있는 것과 같다고 할 정도로 사실은 울병에 걸린 사람에게 있어서는 가장 위험한 일이라고 할 수 있다.

술 뿐 아니라 약도 마찬가지이지만 마신 후의 취기는 마음을 투영한 형태로 나타난다. 슬플 때에 술을 마시면 슬픔은 배가하고 행복할 때에 술을 마시면 마음은 더욱 들뜬다. 그리고 우울 상태일 때에 술을 마시면 마음은 더욱 우울해진다. 그 때문에 술을 마시고 취해서 밤새도록 노래를 불러댄 그날 밤, 혼자 아파트에 돌아온 후 자살해 버렸다는 예도 있을 정도이다.

더욱이 술의 위험성은 의존성이 있다는 점이다. 술이 없으면 초조함을 벗어날 수 없다, 술을 마시지 않으면 잘 수가 없다 등으로 문제가 생긴다.

술에 강한 사람이라면 약간의 술로는 효과가 없기 때문에 차츰 술의 양은 늘어난다. 특히 울병이 있는 사람은 알콜이 좀체로 듣지 않아 과음을 하는 경향이 있다.

그 결과 지독하게 취하는 경우가 많아지는데 그래도 알콜을 끊으려고는 하지 않는다. 바로 자포자기식 음주가 되어 그 상태를 수 개월 계속하면 울병은 치료되었다고 해도 알콜 의존증이 남게 되었다고 하는 불상사가 일어나게 될지도 모른다.

옛날에는 알콜 의존증이라고 하면 중년 이후의 남성으로 육체 노동자에게 많이 볼 수 있었지만 최근에는 주부의 알콜 의존증이 문제가 되고 있다.

남성의 경우에는 사회적 조건으로 음주할 수 있는 시간대에 제약이 있지만 주부의 경우는 자유롭다. 상당한 자기 규제력이 없으면 끊을 수 없게 된다.

알콜 의존성의 사람은 공통적으로 자기 파괴적인 경향이 있어 그것을 계속하면 죽음에 이르는 사실을 충분히 알면서도 계속 마시기 때문에 바로 자살 행위나 마찬가지이다. 이런 알콜 의존증이 되는 계기에는 울병이 많고 음주로써 증상을 잊어 버리고 싶다는 생각이 바탕이 되고 있다.

16 현대 의학의 치료만으로는 완치할 수 없는 게 사실이다

 정신과를 찾아와 울병을 치료하고 있는 환자는 ① 아직까지 사회 생활을 겨우 하고 있지만 여러 가지 증상이 있어서 울병임에 틀림없다는 자기 진단을 하고 오는 사람, ② 현대 의학의 치료를 받고 일단 완쾌했지만 재발을 두려워해서 지속적으로 더 오래 치료를 하고 싶다는 사람, ③ 더욱이 40대인 한창 때에 걸린 노이로제 중의 억울 상태를 개선하려는 사람 등이 대부분을 차지한다.
 전부라고 해도 좋을 정도로 현대 의학의 진료를 받고 있지만 사실은 완쾌되지 않았다는 사람이 많다고 한다.
 인간의 마음이란 매우 복잡한 것으로 가령 의학적 견지에서 완쾌라는 마침표를 찍었다고 해도 마음까지 모두 치료된 것은 아니다.
 앞에서도 얘기했지만 울병이란 매우 고통스러운 병이다. 세상에 많은 병이 있지만 이 병에 걸려 보면 그런 모든 병보다도 고통스럽다.

그 때문에 한 번 걸린 사람은 재발을 매우 두려워한다. 또 같은 고통을 체험하게 되면 그 때에는 차라리 죽음을 선택하겠다고 단언하는 환자도 있을 정도이다.

재발에 대한 공포감이 미리 불안을 유발하여서 항상 불안을 안고 있는 경우가 많아진다.

"이 불안이 있는 한 정말로 여유로운 생활을 즐기는 것은 평생 불가능할 것이다."
라고 많은 환자가 말한다.

확실히 현대 의학은 여러 가지 치료법을 구사해서 환자를 치유시킬 수 있을 것이다.

그러나 그 치료 후의 문제에 관한 한 한국의 경우 아직 초보 단계에 있다. 치밀하게 울병 환자의 치료 후를 관리하는 시스템도 없지만 시간적 여유도 없다.

그러나 유감스런 점은 이 병은 한 번 발병하면 대부분이 재발하는 것이다.

발병시에 있어서의 치료란 정말로 대증(對症)요법에 불가하고 근본적인 해결은 안 된다.

충수염같이 수술로 제거하면 그것으로 끝나는 그런 병이 아니기 때문에 대증적으로 완쾌했다고 해도 완전히 완쾌된 것은 아니다.

발병하기에 충분한 유전적 소질과 환경적 요인을 갖고 있는 이상 완쾌한 나음 날부터 다시 재발할 가능성도 있게 된다.

반드시 치료되는 병이라도 현대 의학의 대증요법만으로는 재발까지도 완전히 방지할 수는 없다.

17 당신도 울병에 걸려 있을지 모른다

 울병이라는 병에 누구나가 걸리고 싶지 않은 게 사실이다. 그러나 누구나 걸리고 싶지 않더라도, 걸리고 싶지 않다고 생각하는 사람일수록 발병의 가능성이 있다고도 말할 수 있다.
 이것은 지적 수준이 높아 자기 분석을 할 수 있고 더욱이 생활 수준도 높은 사람이 울병에 걸릴 확률이 많다는 사실이 그것을 증명하고 있다.
 아기에게는 울병이 없다. 14세 이하의 어린이에게도 울병은 인정되고 있지 않다.
 나이를 먹어 치매증에 걸린 된 노인에게서도 울병은 볼 수 없다.
 물론 동물에게서는 볼 수 없다.
 욕구 불만이 생겼을 때 주위의 시선을 별로 상관하지 않고 발산할 수 있는 사람도 걸리지 않는다. 자제심이나 반성심이 없는 사람도 걸리지 않는다.
 이것은 인간으로서의 인격이 고매하고 매사를 분석적으로

생각할 수 있는 사람이 걸린다고 하는 얘기가 된다.
 따라서 걸리고 싶지 않다고 생각하는 사람일수록 걸리기 쉽다는 얘기가 된다.
 울병에 걸리기 쉬운 사람의 성격, 환경, 유전적 요소 등에 대해서 여러 가지로 얘기를 해 왔지만 실제로는 그런 유형의 사람이 걸리기 쉽다는 얘기일 뿐으로 그 이외의 사람도 걸릴 수 있는 것이다.
 대개 자신의 숨은 성격, 유전적 요소 등은 스스로는 파악할 수 없는 것이기 때문에 자신은 절대로 걸리지 않는다며 단언할 수 있는 사람은 아무도 없을 것이다. 그렇게 단언했다고 한다면 그 쪽이 훨씬 중증일지도 모른다.
 울병이라는 병에는 걸리지 않더라도 가벼운 우울 상태란 누구에게나 있다.
 원인도 없이 우울해져서 어쩔 수가 없다는 증상이 오래 계속되는 경우가 있다.
 많은 경우에는 술을 마시거나 실내 모양을 바꾸는 등의 기분 전환을 통해 치료되어 버리는 것일지도 모른다.
 보통의 경우 자신이 안고 있는 증상이 울병의 증상인지 아닌지의 판단은 할 수 없다. 그 때문에 가벼운 울병의 경우에는 울병이라고 생각하지 않고 의사의 진단을 받는 경우는 거의 없다. 의사의 진단을 받으러 올 때에는 증상은 상당히 진행된 상태라고 할 수 있을 것이다.
 그러나 사실은 일찌감치 진단을 받는 편이 치료도 빠르고 본인도 고통을 줄일 수 있을 것이다.

18 울병 여부의 자기 진단을 해 보자

　자신이 울병인지 어떤지의 자기 진단은 다음 페이지의 도표와 같이 해볼 수 있다.
　신체에 변화가 있는 사람이나 전혀 아무 이상이 없는 사람이나 모두 한 번 자기 진단을 해보도록 한다.
　자신의 증상을 좀체로 스스로는 깨닫지 못하기 마련이다. 그 때문에 주위에서 이상하다고 생각하고 있어도 본인만은 절대로 이상하지 않다고 우기며 이런 검사도 거부하는 경우가 많아진다. 그런 사람일수록 실제로 증상이 진행되고 있었다는 경우가 많다.
　만일 수치가 높아 전문가의 진찰을 받으라는 지시가 나오면 망설이지 말고 검진을 받아야 할 것이다.
　울병도 다른 병과 마찬가지로 조기 발견, 조기 치료가 무엇보다 중요하다.
　한 번 발병하여 일단 중증이 되면 결코 완치하기 어려운 무서운 병이 바로 울병이라는 사실을 잊지 말아야 할 것이다.

⊙ 심신 의학 테스트(A)
(해당하는 부분에 동그라미를 쳐주십시오.)
(예) 두통, 두중감, ……, 안질이 있다(2점).

번호	항　　　　　　　　　　　　　　　　목	점수
1	두통, 두중감, 졸음, 안질(眼疾)이 있다.	점
2	식욕이 없다, 너무 많이 먹는다.	점
3	변비, 설사, 구역질, 위통, 위궤양이 있다.	점
4	가슴의 압박감, 심장 발작, 기침이 있다.	점
5	목, 어깨, 등, 허리, 관절, 손발이 아프다.	점
6	목, 어깨, 등, 허리가 결린 것 같다.	점
7	신체 어딘가에 저림, 마비, 떨림, 냉증이 있다.	점
8	이명 현상, 난청, 현기증, 기립성 현기증이 있다.	점
9	혈압이 높다, 낮다.	점
10	기절, 부스럼, 피부병이 있고 성 생활에 문제가 있다.	점
11	잘 잘 수 없다, 늘 졸립다, 아침에 일어날 수 없다.	점
12	시선·대인 공포, 말더듬, 얼굴이 붉게 달아오른다.	점
13	초조해 한다, 집중력이 없다, 완전치 않으면 마음이 놓이지 않는다.	점
14	무엇을 해도 즐겁지 않다, 우울하고 죽고 싶어지는 경우가 있다.	점
15	자신이 자신이 아닌 듯한 느낌이 든다, 마음이 곧 변한다.	점
16	타인이 자신의 얘기를 소문내고 있는 것처럼 생각된다. 자의식 과잉으로 고민한다.	점
17	몸에서 냄새가 나기 때문에 불안하다, 자신의 마음을 타인에게 들키는 것 같다.	점
18	아무도 없는데 사람 소리가 들리거나 모습이 보이거나 한다.	점
19	위장약, 정신안정제, 수면제를 상용하고 있다, 약을 끊고 싶다.	점
20	얼굴, 신체, 성격 등에 열등감이 있다.	점
21	정신과, 신경과에 입원한 적이 있다, 통원 중이다.	점
22	아버지, 어머니, 형제 자매, 조부모에게 강한 불만을 가진 적이 있다.	점
23	시부모, 남편, 아내, 아이에게 강한 불만을 가진 적이 있다, 현재도 있다.	점
24	상사나 동료, 부하, 교사, 친구 등에게 강한 불만을 가진 적이 있다.	점
25	직장, 가정, 학교, 부부 간, 시부모, 자식 문제로 고민하고 있다.	점
26	자신의 고민을 아무도 알아 주지 않는다, 누구에게도 말한 적이 없다.	점
27	술, 담배를 한다, 하루에 술 2병 이상, 담배 20개피 이상.	점
28	수면에 드는 시간이 12~2시까지(1점), 2시 이후(2점), 기상이 6시 28분보다 3시간 이상 늦다(1점).	점
29	불안감이 있다.	점

　질문 1~11은 신체적 질환으로 갱년기에 많이 볼 수 있는 증상, 12~17은 정신적 질환으로 신경증 노이로제 등의 경향을 총괄적으로 보이고 있다. 그렇게 조사한 항목의 수를 항목당 1점으로 계산해서 15점 이상의 사람은 자율신경실조증이라고 볼 수 있고 20점 이상이 되면 의사의 진단이 필요하다. 더구나 11점부터 14점은 위험한 경계선에 있는 경우이다.

⊙ 심신 의학 테스트(B)
(아래 질문의 각 항목에 대해서 해당 부분에 ○표를 해 주십시오.)

질문	아니오	예		
		가끔	종종	항상
① 몸이 나른하고 쉽게 피곤합니까?				
② 소음이 신경쓰입니까?				
③ 최근 마음이 우울해지거나 무거워진 적이 있습니까?				
④ 음악을 듣고 즐겁습니까?				
⑤ 아침 동안은 특히 무기력합니까?				
⑥ 토론에 열중할 수 있습니까?				
⑦ 목덜미나 어깨가 결려서 어쩔 수 없습니까?				
⑧ 두통을 갖고 있습니까?				
⑨ 잘 수 없어서 아침 일찍 눈뜨는 일이 있습니까?				
⑩ 사고나 부상을 입기 쉽습니까?				
⑪ 식사가 내키지 않고 맛이 없습니까?				
⑫ 텔레비전을 보고 즐겁습니까?				
⑬ 숨이 막혀서 가슴이 답답해지는 경우가 있습니까?				
⑭ 목 안에 뭐가 막혀 있는 느낌이 듭니까?				
⑮ 자신의 인생이 시시하다고 느낍니까?				
⑯ 일의 능률이 오르지 않고 무엇을 한다는 것이 귀찮습니까?				
⑰ 이전에도 현재와 비슷한 증상이 있었습니까?				
⑱ 본래는 열심히 일하고 성실합니까?				

'아니오'는 0점이고, '네'의 가끔은 1점, 종종은 2점, 항상은 3점으로 해서 고득점일수록 우울 질환 경향이 강해진다. 특히 질문 번호 ①③⑤⑦⑨⑪⑬~⑱의 '네'에 동그라미를 친 사람은 그것을 전부 플러스해서 16점 이상이 되면 울병으로 볼 수 있어 의사의 진단이 필요해진다.

제 3 장

마음과 몸, 양면 작전으로 울병을 극복한다
S.I.S.식 요법의 이론편

울병 치료 중에서 가장 중요한 것은
재발(再發)을 막는 것이다.

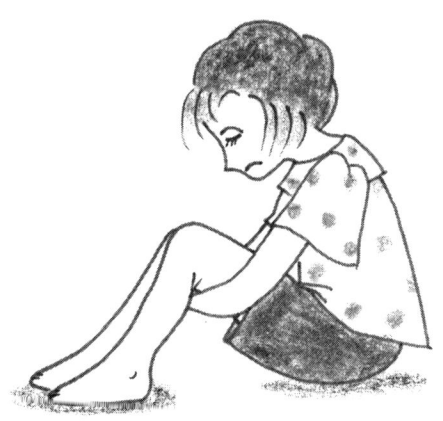

□ 아무리 지식을 비축해도 울병은 치료되지 않는다

이 책을 읽고 있는 많은 사람이 현재 울병으로 고민하고 있거나 혹은 이전에 울병에 걸려서 완치했지만 재발을 두려워하고 있는 사람 혹은 우울 상태가 계속되어 어쩌면 울병이 아닐까 하고 의심하고 있는 사람 중의 하나가 아닐까 생각한다.

울병에 걸리는 사람이란 지적 수준도 높고 머리가 좋은 사람이라는 얘기는 앞에서도 실명했지만 그 머리의 명석함이 울병에 있어서는 재앙이 되고 있음을 설명할까 한다.

머리가 좋다는 것은 매사에 있어서 면밀한 분석을 할 수 있고 그것에 대해 올바른 판단과 대책을 강구할 수 있는 사람이다. 자신이 가진 증상에 대해서도 자세히 분석하고 그 분석에 따라 지식을 비축해서 어떻게 하면 해결할 수 있는지 어느 정도의 예측을 하고 있다.

이 책 뿐 아니라 다른 울병 책을 읽어서 이미 실태를 알고 있거나 어떤 사람이 울병이 되고 어떤 치료법이 있는 지도 이미 알고 있을 것이다.

그러나 과연 그렇게 해서 울병이 치료될까? 답은 으레 No이다.

아무리 골프 해설서를 읽어도 골프는 숙달되지 않는다. 어떻게 하면 수영을 잘 할 수 있을까를 책상 위에서 연구해도 아무 소용이 없는 것과 마찬가지로 아무리 울병 지식을 비축해도 울병은 절대로 치료되지 않는다.

골프라면 실제로 클럽을 쥐고 공을 쳐 보아야 비로소 골프가 무엇인지를 알 수 있다. 수영은 물 속에 들어가서 손발을 움직여 보아야 비로소 수영이 무엇인지를 알 수가 있다.

아무리 지식을 비축했다고 해도 실제로 클럽을 쥐고 처음 공을 쳤을 때에는 우선 헛치는 것이 고작이다. 수영 지식이 있으니까 괜찮다는 듯이 갑자기 자신의 키보다도 깊은 물 속에 들어가면 그야말로 푹 잠기게 된다.

울병의 지식을 아무리 비축해도 실제로 울병에 걸려 보면 모든 지식은 아무런 도움도 안 되었음을 깨달을 것이다.

골프도 수영도 그리고 울병도 지식이 도움이 되는 것은 어느 정도의 실제 경험을 쌓은 후의 일이다.

그런데 울병에 걸리는 사람은 지식욕도 왕성해서 증상을 분석하여 경과를 예상하고 그리고 합리적 정신으로 해결하려고 하는 경우가 많기 때문에 결국은 아무것도 할 수 없게 되는 것이다.

예를 들어 많은 울병 책에는 울병은 왜 걸리는지, 증상은 얼마나 많은지, 병의 실태는 어떤 것인지, 그 치료법은 어떤 것인지 등에 대해서 소개되어 있다.

그런 책만을 몇 권이나 읽었다고 해도 해결의 실마리는 발견되지 않을 것이다.

왜냐하면 울병이 되기 쉬운 성격을 알아도 자신의 성격을 그렇게 간단히 바꿀 수 있지도 못하며 또한 증상이 얼마나 많은지를 알아도 자신이 그린 증상이 있다고 인정하지도 못할 것이며 또한 대책에 대한 지식을 비축해도 그것을 할 수 없기 때문에 울병으로 고민하게 될 것이다.

그렇게 되면 어떻게 해도 결국은 스스로 치료할 수 없다는 애기가 된다.

어차피 치료할 수 없다면 발버둥은 그만 치고 경과를 지켜보자는 합리적 정신이 고개를 내민다.

그 때문에 울병 환자의 대부분은 울병의 실태를 잘 알고 있으면서 실제로는 아무것도 못하는 상태가 되는 것이다.

요컨대 행동이 따르지 않는 것이다. 그러나 본래는 성실하고 꼼꼼한 성격이라고는 하나 스스로는 깨닫지도 못하고 누군가에게 지적받아도 받아 들이려고도 하지 않는다.

하지만 자신이 울병이다, 울병일지도 모른다고 생각한다면 어쨌든 지금까지의 이론적인 지식을 비우고 실제로 행동해 보는 것부터 시작해야 한다.

□ S.I.S.식 요법이란 울병 치료를 믿고 행동하는 것이 테마

몇 해 전의 일이지만 쿵푸에 관한 영화가 히트한 적이 있었다. 미국 소년이 쿵푸를 체득할 때까지의 애기였다.

이 영화 속에서 소년은 사부에게 쿵푸를 배우지만 처음은 바닥을 닦거나 벽을 털거나 페인트를 칠하는 허드렛일의 반복 뿐이었다.

소년은 그것이 쿵푸의 기초 훈련인 줄은 모르기 때문에 도중에 지겨워져서 내던지기도 하지만 어느 시기부터서는 그 의미를 깨닫고 마침내는 챔피언이 된다는 헐리웃 특유의 영웅주

의적인 영화였다.

　이 영화를 보면 그것이 정말로 울병에 걸리지 않기 위한, 혹은 울병을 완전히 치료하기 위한 훈련과 매우 비슷하다는 사실을 알 수 있다.

　울병을 치료하고 있는 의사들의 얘기로는 환자들 대부분이 처음, '이렇게 해서 과연 울병이 좋아질까'하고 의심한다고 한다. 그리고 노력하는 것이 뭔가 헛된 일처럼 생각되어서 중도에 포기하기도 한다는데 그래서 그만둬 버리면 절대 승리를 얻을 수 없다.

　어쨌든 시키는대로 착실히 해보려고 노력하면 어느 때부터 자신의 지식으로는 언뜻 허사처럼 생각된 훈련이 사실은 매우 큰 의미를 갖고 있었음을 깨닫는다.

　이것을 깨달으면 울병은 80% 정도 치료된 것이나 마찬가지라고 한다. 여기까지의 노력을 할 수 있느냐 어떠냐가 승부의 관건이다. 믿고 실시한 사람 전부가 예외없이 울병이 완치되었고 그후에 재발도 하지 않는다고 한다.

　현대 의학에서는 대증적으로 치료한다. 항울제를 써서 증상을 억제하고 회복을 기다린다.

　심리적으로는 정신요법으로서의 접근을 시도한다.

　현대 의학에서 실시하고 있는 심리요법이 자신에게는 효과가 없었다는 얘기는 흔히 듣는데 어찌보면 그것은 당연한 일이다.

　인간의 마음이란 그렇게 간단히 분석할 수 있는 것이 아니기 때문이다.

더구나 울병에 걸리는 사람은 사람과 사람과의 교제를 매우 중요시 여기기 때문에 의사와의 신뢰관계를 가질 때까지 많은 시간을 요하게 된다.
　그런데 현대 의료에서는 그만한 시간을 들일 수 없는 것이 현실적인 사정이다.
　신뢰관계가 완성되기 전에 심리적인 어프로치(approach)를 받아도 많은 환자는 완전히 마음을 열지 못한다.
　마음을 열지 않은 상태에서의 심리요법에서는 당연히 효과가 없을 것이다.
　그렇다고 해서 현대 의학의 요법 그 자체를 부정하는 것은 아니다. 오히려 병이 최악의 상황일 때는 대증적으로 이것을 감소시키는 것이 필요한 것이고 약물에 의한 치료는 그런 시기에는 불가결한 것이라고 할 수 있다.
　어느 정도 울병이 치료되어 약물이 아닌 다른 치료법을 쓰고 있는 환자들도 처음은 약물에 의존하였다. 의존하고 있어도 전혀 상관없다. 보통은 이들 약물의 의존성을 끊기가 매우 어렵다고 생각하고 있지만 약물을 작위적으로 끊을 필요까지는 없다고 한다.
　그러나 어느 사이엔가 가령 S.I.S.식 요법을 실시하고 있는 사이에 자연히 약물의 필요가 없어진다고 한다.
　우리가 앞으로 설명해 나갈 S.I.S.식 요법은 단순히 울병 그 자체를 치료한다는 것이 주요 목적이 아니고 근본적인 인생관 그 자체를 재생하는 것을 테마로 하고 있다. 행동하는 속에서 울병이 되기 쉬운 성격 그 자체를 다시 짜서 이후의 인생을 자신감과 감사 속에서 살게 하는 그런 심적 전환을 이루게 하는 것을 주요 목적으로 하고 있다.

따라서 그 효과는 현재 안고 있는 울병의 고민을 완전히 제거하지는 못한다. 다만 현대 의학에서 방지할 수 없는 재발을 방어할 수 있도록 하므로 마음이 불러 일으키는 모든 병에 유효하다.

울병의 치료 중에서 가장 중요한 것은 재발을 막는 것이다. 재발을 막기 위해서는 자신의 마음을 바꾸는 수 밖에 없다. 자신의 마음을 바꾸기 위해서는 이론만으로는 안 된다.

말로도 지식으로도 바뀌지 않는다. 바뀌는 것이 있다고 하면 행동하는 것 뿐이다.

□마음과 몸의 양면 작전으로 몸도 마음도 복원하는 원리

자율신경실조증의 사람이 모두 울병이 되는 것은 아니다. 그러나 울병에 걸린 사람의 대부분은 자율신경실조증의 사람이라고도 할 수 있다.

울병의 초기 증상은 자율신경계의 변화로 의한 신체증상이 많이 나타난다. 울병일 때는 마음이 무거워지고 생각이 정리되지 않고 자신감이 없어진다는 감정이나 정신의 증상도 나타나지만 그 뿐만 아니라 반드시 라고 해도 좋을 만큼 신체 증상도 나타난다.

이것은 바로 심신 일체로 정신이나 마음이 병에 걸리면 신체도 병들어 버리기 때문이다.

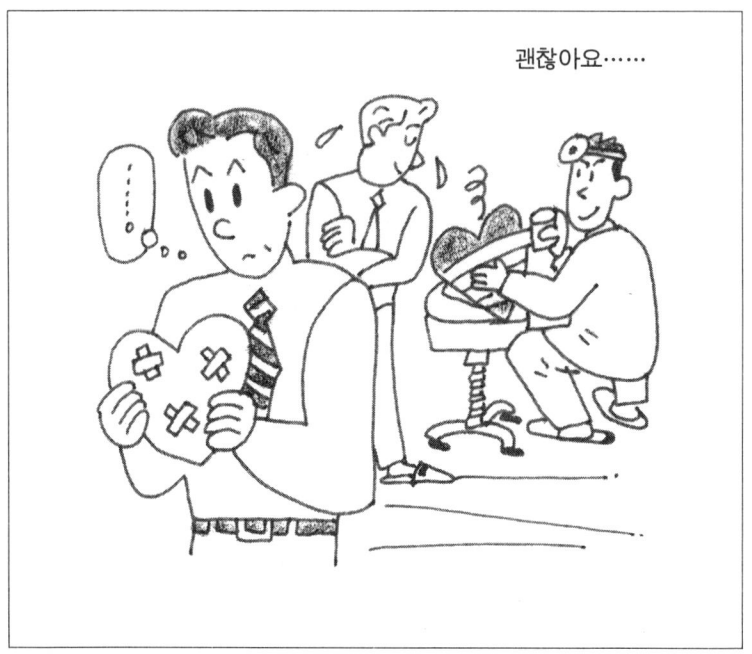

정신이나 마음이 병들었을 때에 신체도 병이 든다는 상관관계에서는 자율신경이 많이 관계하고 있다. 정신이나 마음의 변화로 자율신경의 균형이 틀어져서 그 때문에 여러 가지 신체 증상이 나타난다.
따라서 울병과 같은 정신상태에 있으면서 자율신경만은 정상적으로 작용한다는 경우는 없다.
몸과 마음이 어떻게 관련되고 있는지를 조사하는 간단한 테스트가 있으니까 잠깐 시험해 보자.
먼저 아침에 일어났을 때에 머리를 텅 비운다. 그 때의 감각을 기억해 둔다. 그리고 작위적으로 여러 가지 감정을 일으켜 본다.

우선 자신의 기억 속에서 가장 기뻤던 일을 떠올리도록 한다.

정말로 즐거운 기억이 되살아났을 때에는 얼굴 부분이 따뜻해지고 손발을 쭉 펴고 싶어지는 것 같은 감각이 된다. 호흡이 편해짐과 동시에 심장 소리도 경쾌하게 들린다. 자연히 호흡은 커지고 뱃속까지 신선한 공기로 가득 찬 듯한 기분이 든다.

다음에 가장 싫은 기억을 떠올리도록 한다.

우선 가슴이 꽉 조이듯이 압통을 느낀다. 신체가 중앙부를 향해서 수축하는 것처럼 생각되고 손발이 안쪽으로 당겨지는 듯한 느낌이 든다. 손발 끝이 차가워지고 저린 듯한 감각이 된다.

이와 같이 쾌·불쾌의 감정이 신체 각 부분에서 반응하는 것을 알 수 있다.

불쾌한 감정이 가져오는 신체의 반응이란 위나 가슴의 중앙부가 꽉 눌리는 듯한 감각으로 나타난다. 목이 조이는 듯한 느낌도 든다. 그 때문에 숨쉬기가 답답한데 특히 내쉬는 숨을 완전히 다 내뱉을 수 없는 것 같은 감각이 된다. 이것은 복부의 반달 선상부가 긴장함으로써 일어나는 것이지만 심리적으로 보면 마음의 찌꺼기를 내뱉고 싶은데 내뱉을 수 없다는 점에도 기인하고 있다고 한다.

좀더 강한 불쾌감을 가지면 신체는 떨리고 심장은 몹시 두근거리고 현기증을 일으키는 경우도 있다. 최종적으로는 탈력

감(脫力感) 때문에 움직일 수 없게 된다.

이와 같이 감정이 신체 각 부분에 이상한 반응을 주지만 이 반응에만 사로 잡혀 극단적으로 구애받기 시작하면 심기증(心氣症)이라는 노이로제의 일종이 된다. 심기증의 경우에는 정밀검사를 해도 거의 이상이 발견되지 않는 경우가 보통이지만 심기증이 발전하면 심신증이 된다. 심신증(心身症)이란 마음이 원인이 되어 신체의 이상을 호소하지만 분명히 그 부분에 육체적 이상이 생겨 있는 경우이다.

울병의 신체 증상 중에서 가장 많은 것은 소화기계 증상이다. 식사를 해도 맛이 없다, 구역질이 난다, 메슥메슥하다, 위가 아프다, 변비, 설사 등이 있다는 증상을 호소하는 경우가 많아진다.

이런 증상일 때에 위 내시경 검사를 하면 위 점막이 진물러 있을 때가 있다. 위액의 분비가 나쁘고 장도 정상적으로 작용하고 있지 않은 경우가 많아진다.

더욱이 머리가 아프다, 머리가 무겁다, 목덜미가 당긴다, 어깨가 결린다, 현기증이 난다, 이명 현상(耳鳴現象)이 있다 등등의 신체 증상이 많아진다. 이런 증상에 사로 잡혀서 신체는 나른하고 힘이 없으며 몸이 뜨거워지거나 반대로 차가워지거나 한다.

그 증상은 다채로와서 여러 가지 모습을 갖고 있어 여러 가지로 호소해 오는 환자의 증상 중에서도 분명히 육체적인 이상을 보이고 있는 부위도 있고 그렇지 않은 부위도 있다. 그 때문에 환자도 설마 울병이라고는 생각하지 못하고 신체의 증상만을 개선하려고 하지만 마음이 원인이 되어 일어나고 있는 신체 증상이기 때문에 단순히 신체만을 치료하려고 해도 치료되지 않는다.

그렇다고 해서 마음의 치료만을 한다고 되는 것도 아니므로 마음과 몸의 양면 치료가 필요해진다.

재발의 경우에는 특히 마음의 병이라고 해서 신체 증상을 경시하게 되기 쉽지만 마음의 병이 신체의 병도 불러 일으키고 있음은 사실이기 때문에 양면(兩面) 대책으로 대처하지 않으면 치료는 불가능하다.

울병 치료는 몸과 마음의 양면에서 치료해 나가게 된다. 자율신경실조증이나 신경증의 경우, 심리 치료에 있어서 약물을 사용하지 않더라도 치료할 수는 있지만 울병의 경우에는 항울제 투여가 필요해진다.

이것은 울병에는 자살이라는 가장 위험한 증상이 있기 때문에 이것은 약물로 억제하는 수밖에 없다.

그러나 요즘에는 항울제도 여러 가지로 개발되고 있기 때문에 대부분의 정신적 증상은 투여를 받고 나서 1주일 정도만에 고통이 경감되고 1개월 정도만에 소실한다.

신체증상은 증상의 정도와 부분에 따라 각각 약물치료가 이루어진다. 예를 들면 위궤양이나 십이지장궤양의 경우에는 그 치료가 필요해지지만 그 밖의 증상은 마음이 안정됨으로써 해소돼 버리는 경우가 많이 있다.

따라서 조기 발견해서 조기 치료하면 정말로 마음의 감기라는 정도로 치료되는 경우가 많아진다. 그러나 이들 현대 의학에서의 치료는 병을 억제하는데 불과하고 정말로 마음을 치료하지는 못한다. 그 때문에 얼마간의 계기가 있으면 다시 간단히 재발을 반복하게 된다.

그러나 마음의 치료라는 것은 매우 어렵다. 정말로 개인차가 있어 획일적인 치료법으로는 치료를 기대할 수 없다. 마음이란 변동하는 것으로 한 사람의 인간이라도 그 정체를 명확히 파악할 수는 없다.

그래서 마음과 말이라는 표현에 의존해서만 치료하면 큰 잘못을 저지르게 될지도 모른다. 확실히 말이란 커뮤니케이션을 위한 중요한 수단이라고 하지만 마음이라는 복잡한 것을 표현하기는 어려운 법이다.

따라서 카운셀링에만 의존하고 있어도 좀체로 치료 효과가 오르지 않는다.

그래서 생각할 수 있는 것은 마음이 신체에 불쾌 증상을 준다면 반대로 신체에 일정 증상을 줌으로써 마음도 변화하는 것이 아닐까 하는 것이다. 예를 들어 불쾌한 감정이 위나 복부의 이상 감각을 만들어 낸다고 했을 때 먼저 위나 복부에 이상 감각을 주면 마음은 불쾌해진다.

즐거운 마음이 머리나 손발에 온기를 가져온다면 미리 머리나 손발에 똑같은 온기를 주면 마음은 즐거워진다. 마음이 신체에 일방적으로 작용한다는 것이 아니라 신체도 마음에 작용하는 사실을 알고 있다. 그렇다면 지금까지의 일방통행이었던 심리요법을 양면통행으로 했을 때에는 보다 빠르고 정확히 치료할 수 있다.

'마음으로 들어가서 모양에 이른다'라든가 '모양으로 들어가서 마음에 이른다'라든가는 옛날부터 논의의 쟁점이 되어 왔지만 마음으로도 모양으로도 동시에 들어가서 마음에도 모양에도 동시에 이를 수 있다면 이것을 이길 것은 없다고 할 수 있다.

□ 약물만으로 개선할 수는 있어도 근본적인 치료는 하기 어렵다

 마음과 신체는 바로 심신일체이다. 그 때문에 자율신경실조증이나 신경증의 경우에는 신체와 마음의 양면 작전으로 치료해 나가게 된다.

 그러나 마음의 치료란 그렇게 간단히 할 수 있는 것이 아니기 때문에 양면 작전이라고 해도 아무래도 신체가 선행하게 된다. 현대 의학에서의 치료가 그대로이다.

 울병의 경우에는 특히 약물의 효과가 현저하고 자살의 위험성을 내재하고 있기 때문에 마음이라는 문제보다도 증상을 제거하는 것이 우선된다. 하지만 병든 마음이 남게 되므로 재발을 반복하게 된다.

 환자쪽에서도 약물의 효과가 높기 때문에 합리적인 사고로써 약물에 의존하고 위의 상태가 나쁠 때에 위약을 복용하듯이 머리가 아플 때에 진통제를 복용하듯이 기분이 나쁠 때에는 항울제를 복용하면 되지 않을까 하고 생각한다.

 그러나 그렇게 되면 평생 울병과 항울제와 함께 지내게 된다. 그래서 아무 생각도 하지 않고 또한 사회 생활을 하는데 있어서 무엇 하나도 지장이 없다고 한다면 그것도 괜찮을지도 모른다. 그러나 절대라고 해도 좋을 만큼 그런 식으로 딱 잘라서 생각할 수 없는 것이 울병의 특징이다. 만일 딱 잘라서 생각할 수 있으면 원래 울병에는 걸리지 않을 것이다.

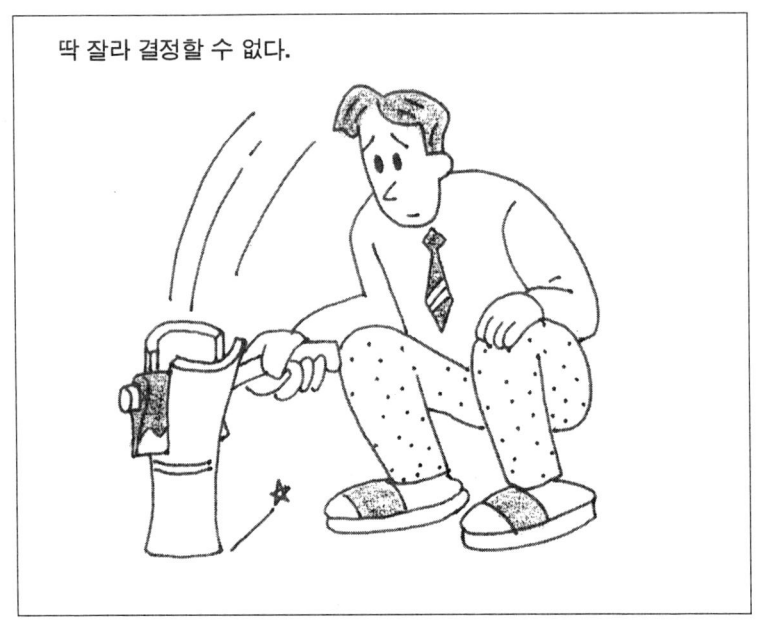

딱 잘라 결정할 수 없다.

울병 환자의 대부분은 자신은 '이래야만 한다'는 생활 신조를 갖고 있고 자제심, 반성심도 강해 자신이 안고 있는 우울 상태에 대해서 여러 가지로 자기 분석해서 '내가 이래서는 안 된다, 좀더 발랄한 삶을 살아야 한다'라고 스스로 자신을 질타 격려하고 있다. 자신이 울병에 걸린 사실에 대해서도 컴플렉스와 죄악감으로 가책을 받고 있다.

그렇기 때문에 울병 환자에게는 질타 격려를 하거나 하는 것이 가장 안 좋은 일로 여겨지고 있다. 자신의 최대 컴플렉스나 죄악감 부분을 타인에게 지적당하는 듯한 느낌이 들기 때문에 환자를 격려하고 있는 셈이라도 정말로 책망받고 있다고 밖에 받아들이지 않는다.

"모처럼 모두가 격려해 주고 있으니까 기대에 답하는 자신이 되어야 한다."

라고 한다. 그러나 그렇게 할 수 없음을 가장 잘 알고 있는 것이 자신이기 때문에 억울감, 자책감이 더욱 강해진다.

'기분 전환으로 여행이라도 하고 오면'이라든가 '운동이라도 해서 발산하면'이라는 제안도 역효과가 된다. 울병이 되면 그런 기력도 없고 전혀 흥미도 생기지 않게 된다. 그때 타인이 강하게 권유하면,

"모처럼 말해 주는 거니까 뭔가 해야 한다."

라고 생각한다. 그러나 할 만한 의욕이 없다. 그리고 의욕이 없는 자신에게 자기 혐오를 갖는다.

"모두의 기대에 답할 수 없는 내가 되어 버렸다. 나 스스로도 이제 어쩔 도리가 없다. 아무도 이해해 주지 않을 것이다. 이제 죽는 수 밖에 없을지도 모른다."

라는 비관적인 기분에까지 빠진다.

다른 사람들은 그의 모습을 보면서 무책임하게 멋대로 해석하고 멋대로 말을 한다. 물론 친절한 마음에서 하는 말이라도 그런 작은 친절은 울병 환자에게 있어서는 큰 폐가 된다.

□ 주변 사람들에게 신경 쓰지 않는 자기 개혁을

확실히 울병의 발병시에는 주위 사람은 울병의 실태를 잘 이해하고 무책임한 언동은 삼가해야 한다. 그러나 그렇다고 해서 증상이 없어져서 사회에 복귀했을 때에까지 신경을 곤두세우고 신경써서 얘기해야 한다고 한다면 많은 사람은 교제를 그만둬 버릴 것이다. 그런 사람과 사귀며 신경을 소모할 만큼 현대인은 한가하지도 않지만 강하시도 않다. 누구나가 자신의 일로 최선을 다하며 바쁘다.

그렇다면 울병이 한창일 때, 타인의 배려 속에서 사는 것은 하는 수 없는 일이지만 일단 증상이 개선되어 사회에 복귀할 수 있게 되면 좀더 적극적으로 자신의 성격, 사물에 대해 생각하는 사고방식을 기를 필요가 있다.

현대 의학의 대증요법으로 확실히 증상을 개선할 수 있게는 되었지만 근본적으로 마음의 치료를 하지 않는 한 울병으로부터 달아날 수 없고 주위 사람들에게도 신경 쓰이게 만든다.

"스스로는 깨닫지 못했지만 다른 사람이 상당히 신경써 주었을 것이다. 치료 후 회사에 나갔더니 주위 사람의 모습이 다르게 보였다. 그때까지는 말을 함부로 하던 동료도 이상하게 신경써서 얘기하고 싫은 소리는 한 마디도 안 하는 것을 역력히 알 수 있었다. 스스로는 치료되었다고 생각했지만 어쩌면 주위에서는 아직 치료되지 않았다고 생각하고 있는 것 같아서 오히려 괴로웠다."

라며 치료 후에도 괴로워하던 N씨도 자기 계발을 위해 S.I.S.

식 요법 등을 병행하면서 적극적으로 자기 변화를 시도한 결과 이제는 동료들과 울병에 관한 농담까지 주고 받을 정도로 심신이 모두 건강해졌다고 한다.

울병이란 확실히 고통스러운 병이다. 그러나 울병에 걸려 괴로워하고 있는 것은 자신만이 아니다. 주위 사람도 괴로워하고 있다. 가족은 특히 울병이 치료되었다고 해도 또 언젠가 재발할지도 모른다는 이유로 전전긍긍하고 있다.

울병 환자는 정말로 타인에게 폐 끼치기를 본질적으로 싫어할 것이다. 그렇다면 정말로 폐를 끼치는 일이 없도록 자기 개혁을 할 필요가 있다.

□ 훌륭한 의사나 전문 상담가를 만나서 근본적인 대책을 세우자

자기 개혁이라고 간단하게 말해도 그렇게 간단한 일은 아니다. 거기에는 왜 자신이 울병이 되었느냐에 대해서 좀더 잘 분석할 필요가 있다.

왜냐하면 울병 환자의 대부분은 이론만 앞서기 때문에 책을 몽땅 읽고 필요없는 지식을 비축해서 울병의 권위자가 되어 버리기 쉽다. 그렇게 되면 모두 허사가 된다.

확실히 울병이란 마음이라는 이름의 터널 속에서 헤매고 있는 것과 같기 때문에 똑바로 걸어 나가기만 하면 언젠가는 빠져 나올 수 있다. 치료를 하지 않아도 결국은 빠져 나올 수 있을 것이다.

약물이라는 이름의 전철을 타면 좀더 빨리 빠져 나올 수 있다. 그러나 다시 언제 터널을 만날지, 아무도 예측 못하는 일이다. 인생 중에서 단 한 개의 터널이 있는지, 아니면 아직 몇 개가 더 기다리고 있는지 아무도 모른다. 할 수 있다면 두 번 다시 터널이 없으면 좋겠지만 그 보증은 없다.

그렇다면 터널이 없는 길을 찾든가 혹은 터널이 있다고 해도 환하게 밝힐 수 있는 빛을 스스로 갖는 것이다. 이 두 가지 방법밖에 없다.

그 방법을 정확히 터득하기 위해서는 훌륭한 의사나 전문 상담가를 초월해서 좋은 이해자로서의 '지도자'를 갖는 것이다. 마음이 불러 일으키는 병에 걸리는 사람의 대부분은 고독감이 강한 사람이다. 타인을 중요시 여기는 것도 자신의 고독감의 소산이고, 타인에 대해 강해질 수 없는 것도 고독감의 소행이라고 할 수 있다.

참의미에서 마음을 여는 상대가 있는 것은 울병 환자 뿐 아니라 누구에게 있어서나 필요한 일이지만 울병에 걸리기 쉬운 사람은 지나치게 앞을 내다보고 타인에 대해서도 회의적이기 때문에 좀체로 누구에게도 정말로 마음을 열기가 어려워진다.

그러나 사실은 그런 상대를 바라고 있는 것은 울병 환자이다.

스위스의 정신의학자인 브로일러는 울병 환자에 대한 주위 사람에 대한 마음 가짐으로써 '어쨌든 환자쪽에 있어 줄 것. 그저 오로지 옆에 있어 준다. 침착하고 신뢰할 수 있는, 더구나 바로 옆에서 자신을 위해 뭔가를 해 주는 존재라고 환자가 생각할 수 있는 존재로서 옆에 계속 있는 것이 가장 좋은 방법'이라고 말하고 있다. 환자는 그런 존재를 바라고 있다. 사람과 사람과의 관계가 희박해지고 있는 현대에 있어서 암묵 속에 모든 것을 이해할 수 있는 상대를 가장 바라고 있는 것이 울병 환자라고 말할 수 있다.

울병에 걸리기 쉬운 사람이라는 것은 이런 인간 관계를 바라고 있으면서도 그런 관계의 성립이 매우 서투른 사람이다. 따라서 긴급 피난처도 갖지 못하고 발작적으로 자살까지 자신을 몰아넣어 버린다. 이 때에 만일 누군가에게 SOS 신호를 발신할 수 있으면, 그리고 수신해 줄 사람이 있으면 자살은 회피할 수 있고 깜깜한 터널에서 혼자서 헤매는 일은 없어질 것이다. 이것이 최대의 포인트이다.

그럼 그런 사람을 어떻게 갖느냐 하는 구체적인 문제가 남게 되는데 이 경우 가능하면 전문가인 편이 마음 든든한 아군이 된다.

물론 가족이나 친구도 상관없지만 전문가 편이 SOS를 수신하기 위한 감도가 양호한 점, 사후대책의 노하우를 충분히 갖고 있는 점에 의거한다. SOS를 수신해도 어떻게 대처해야 할지를 모르면 구조활동이 늦어져서 모처럼의 수신도 허사가 되어 버린다.

이것은 울병의 대책 뿐만은 아니다. 예를 들어 골프에서도 코치한테 배운 사람과 독학으로 배운 사람의 숙달도는 완전히 다르다. 전문가의 지도를 받으면 자기의 독자적인 버릇이 붙지 않지만 독학한 사람의 대부분은 독자적인 버릇을 가져 그 버릇을 고치기 위해 또 힘든 노력이 필요해진다. 마음을 열고 신뢰할 수 있는 전문가를 찾을 수 있다면 울병 따위는 두려워할 필요가 없다.

□ 구애(拘碍)의 사슬을 끊고 목적의식을 갖게 하는 것부터 치료는 시작된다

환자와 상담 지도자와는 우선 절대적인 신뢰관계로 이어져 있을 필요가 있다. 신뢰관계가 성립해 있지 않으면 가령 같은 약물치료라도 효과는 반감된다. 여기에 인간의 마음의 복잡함이 있다. 울병 환자의 가장 기본적인 마음 가짐으로서 필요한 것은 '자신의 증상을 일어나는대로 내버려 두고 파도에 떠 있는 나뭇잎같이 기분대로 떠돌게 할 것'이다.

잇따라 떠오는 증상에 대해서 막으려고 하지 않는 것이다. 막으려고 하면 구애가 생긴다. 이 구애가 병의 원흉이 되고 있으므로 머리에 떠오르는 것을 떠오르는대로 놓아 둔다.

모든 것을 인정해 버리는 것이다. '꽃은 붉은색, 버들은 녹색'이라는 말이 있는데 바로 그 심경이다. 아무것에도 구애를 받지 않고 현실을 그대로 받아 들이는 것이다.

그러나 이것은 어디까지나 이론이지 실천하기는 매우 어렵다. 그렇게 할 수 있으면 울병 따위에 걸릴 리는 없다.

그렇다면 실험을 잠깐 해 보자.

가능한 한 느긋한 기분이 되도록 한다. 멍하니 아무것도 생각하지 않는 상태가 되면 최고. 그리고 뭔가 하나의 구체적인 말을 머리에 떠올리도록 한다.

'컵'이나 '연필'이나 뭐든 상관없다. 추상적인 말보다도 구체적인 사물쪽이 들어가기 쉬울 것이다.

그 말을 머리 속으로 몇 번이나 반복한다. 소리를 내지 않고 외친다. 5분 간 그 상태를 유지한다.

많은 사람은 5분 간 같은 말을 반복할 수는 없다. 시계를 보면서 필사적으로 외치면 할 수 있지만 멍하니 아무 생각도 하지 않는 상태에서는 같은 말을 5분 간 반복할 수 없는 것이 보통이다.

사고는 점점 흘러 간다. 처음은 '연필'이라고 말로 외치고 있지만 그 사이에 영상으로서의 연필이 이미지된다. 그러는 동안에 연필에서 여러 가지 연상이 시작될 것이다. 어떤 사람은 입학식 광경을 떠올릴지도 모른다. 어떤 사람은 몽당 연필을 만들어 쓰던 일이 떠오를지도 모른다.

이렇게 사고란 흐르는 것이다. 그러나 구애되기 시작하면 흐름이 멈춰 버린다. 흐름이 멈추면 처음으로 돌아간다. 또한 어느 정도까지 의식이 흐리기 시작하지만 다시 멈추어 처음으로 돌아간다. 이 반복 때문에 앞으로 나아가지 못한다.

병적으로 구애를 받게 되면 전혀 앞으로 나아갈 수가 없다.

이것과 완전히 같은 상태가 우울 상태의 사고이다. 자신에게 구애를 받고 있기 때문에 사고가 앞으로 흐르지 않는다. 그 때문에 매사를 적절히 소화킬 수 없게 되어 자신에게 구속되어 간다.

환자에게 있어서는 자신의 증상이 마음에 걸리기 때문에 증상에 대해서만 생각하고 있다. 증상에서 벗어나 가끔씩은 사고가 자신의 상황적인 일로 흘러 가지만 다시 증상으로 되돌아 간다.

중증의 경우에는 증상 한 가지에만 집중하지만 그 사고는 작은 고리 속을 당당히 순환한다.

그 고리가 점점 확대되어 마침내는 현실로 돌아오기 위해서 엄청난 시간을 필요로 하게 된다. 이렇게 되면 구애가 없어진 증거가 된다.

그 때문에 처음은 자신이 갖고 있는 불안이나 증상을 그대로 종이에 써 나간다. 잇따라 떠오르는 증상을 그대로 써 나간다. 구애는 형태를 바꾸어 잇따라 습격해 오기 때문에 그 모든 것을 써 나간다.

구체적으로 쓴 것에 대해서는 하나 하나에 어드바이스해 나가는데 울병의 경우에는 현상의 일로만 시종 일관하고 있으며 미래나 목적이 전혀 없다.

신경증의 경우에는 적어도 병을 치료하고 싶다는 미래형 소망이 있지만 울병의 경우에는 그것도 없다.

지금 살아 있는 의미가 전부이며 앞이 아무것도 보이지 않는다. 보이지 않기 때문에 불안하고 그 불안에 구애를 받고 있기 때문에 더욱 더 앞이 보이지 않게 된다.

자신감도 없어진다. 이 악순환의 고리를 어딘가에서 끊어 줄 필요가 생긴다.

그러나 완전히 구속을 받고 있는 상태에서는 끊을 방법도 없다. 그 때문에 증상을 자꾸 자꾸 쓰게 해서 어드바이스하는 가운데 그 기회를 기다리게 된다.

중증 울병의 경우에는 전혀 아무런 소원도 갖지 않고 감정의 기복도 없어져 버린다. 인간의 기본적 욕구조차도 무기력해지기 때문에 식사조차도 하지 않게 된다. 그러나 이렇게 무기력한 채로 써 나가면 문득 '커피가 마시고 싶다'라는 등의 욕구가 고개를 내미는 경우가 있다. 이 때를 가만히 기다리는 수밖에 없다.

이것은 매우 인내가 필요한 일이다. 환자에 따라서는 그 상태가 몇일이나 계속되는 경우도 있다. 그러나 몇일 걸리더라도 상대가 믿고 마음을 열 때까지 가만히 기다린다.

반드시 악순환을 끊는 기회가 있다. 이 때에 비로소 목적의식을 갖게 한다. 그 목적을 어디에 두느냐는 그 사람의 상황이나 상태에 따라서 다르지만 증상에 따라 극히 작은 목적으로 발전해 나간다.

□ S.I.S.식 요법은 첫 10일간의 치료가 포인트가 된다

보통 중증 우울 상태란 그렇게 오래 가지는 않는다. 그 때문에 대부분의 경우에는 10일이나 지나면 뭔가의 목적을 찾아낼 수 있게 된다. 아무리 길어도 1개월까지는 안 걸린다.

그 때문에 첫 10일간은 매우 중요해진다. 울병이 한창일 때, 환자의 대부분은 스스로 의욕적으로 진찰을 받으려고 하지 않고 혼자서의 외출 또한 곤란한 상태이기 때문에 가족의 손에 이끌려서 오게 된다.

S.I.S.식 요법을 실시하는 곳이 있다면 처음 10일간은 매일 내원하면서 치료를 할 수 있다(편집자 註 : 우리 나라에선 아직까지 이 훈련법을 실시하는 곳은 없는 것으로 알려져 있으며 따라서 자택에서 가족들의 협조 하에 S.I.S.식 요법을 익히고 실천하는 게 중요하다고 하겠다).

이것이 불가능할 경우에는 자택에서 요법을 실시하게 되는데 그 경우에는 가족의 이해가 큰 비중을 차지하게 된다. 가족의 이해를 받음으로써 치료를 계속하게 된다. 10일간에 적어도 3번은 전문 상담가의 카운셀링을 받게 하는데 이 때에 받은 상담 기록과 그 사이의 집에서의 상황을 대조해 본다.

더욱이 나중에 일기 요법도 첨가되기 때문에 이 일기와 함께 대조하면 환자의 마음 상태를 손에 잡을 듯이 알게 된다. 많은 울병 환자가 경계심과 의심을 강하게 갖고 있기 때문에 좀체로 마음을 열려고 하지 않는다.

그러므로 증상을 속이거나 바꿔 치기하거나 한다. 좀더 최악의 경우에는 작위적으로 증상을 바꿈으로써 상담자를 시험하려고 하는 사람도 있다.

그러나 모든 환자에게 해당하는 애기이지만 사실은 이해받고 싶다는 욕구는 매우 강하다. 하지만 아무도 이해하는 사람이 없었기 때문에 마음을 닫아 버리는 결과가 되고 있었으므로 그 장애를 제거하면 의외로 간단하게 치료를 진행할 수 있게 된다.

중증 울병 환자의 경우, 첫 10일간은 이런 카운셀링으로만 그친다. 그 이상의 것을 요구해도 거의 절대라고 해도 좋을 만큼 더 이상 할 수 없기 때문이다. 그러고 나서 그다지 중증이 아닌 경우 특히 재발방지를 위해 실시하는 경우에는 본격적인 요법을 처음부터 실시하게 한다.

울병 환자는 착실한 사람이 많아 어쨌든 빨리 좋아져서 사회로 복귀하고 싶어하기 때문에 결과를 서두르기 쉽지만 차분히 몰두하는 자세가 중요해진다.

□ S.I.S.식 훈련법은 신체를 사용해서 마음을 조정하는 것이 테마

10일간의 카운셀링 후 시기를 봐서 S.I.S.식 훈련법에 들어간다. S.I.S.식 울병 대책은 8가지의 실천법으로 이루어져 있다.

이 실천법은 다른 의료법이나 건강법에 없는 특징이 있는데 그것은 '울병이라는 이성적인 병을 신체를 사용하므로써 마음을 조정하게 하는 것'이 실천 테마가 되고 있다.

울병 환자의 대부분은 지식, 능력, 대인관계, 현재 부딪치고 있는 장애 등을 혼자서 감당하고 받아 들이는데 그것이 스트레스를 불러 일으키는 원인이 되고 있다. 이 원인들이 마음속에서 정체하여 발산되지 못해 쌓인 것이 스트레스이다.

스트레스는 신체를 움직임으로써 해소할 수 있다.

그 사람의 섭취 칼로리량의 10분의 1을 운동으로 소비함으로써 스트레스는 해소할 수 있다. 예를 들어 1일 3000칼로리를 섭취하고 있는 사람이라면 300칼로리를 소비하면 되는 것이다. 300칼로리의 운동량이란 줄넘기의 경우 8분간, 걷기의 경우 2~3킬로를 30분 정도에 도달하게 하는 스피드로 걸음으로써 소비할 수 있다. 겨울의 추울 때나 여름에 땀을 흘리면서 걸으면 같은 거리를 걸어도 500칼로리나 소비하는 경우도 있다.

즉 걷기로 스트레스는 충분히 해소할 수 있다. 그 때문에 신체를 움직여서 스트레스를 해소한 후에는 심리적 조절 능력이 상승된다.

예를 들어 인도의 요가의 경우에는 8단계의 계율이 있어 그것을 배워야 비로소 바라문의 최고 위치가 된다고 한다. 그 바라문의 수양을 위해 사용한 것이 요가이다. 신체를 단련하기 위한 동작이 하타 요가라고 불리는데 우선 이 하타 요가부터 시작되어 신체를 단련하고 그리고 심리적인 요가라고 불리는 라카자 요가에 도달한다. 즉 신체를 조정하고 나서 마음을 조정하게 된다.

의학적으로도 우선 신체를 조정하고 나서 마음을 조정하는 편이 조정하기 쉽다고 한다.

대뇌에 들어온 자극은 신경을 통해서 신체 각 기관을 지배하게 되는데 신체를 지배하는 신경에는 두 가지 계통이 있다. 대뇌로부터의 명령으로 자신의 의지로 움직일 수 있는 체생신경(體生神經)과 자신의 의지와 관계 없이 움직이는 자율 신경이다.

체생신경은 달리다, 걷다, 말하다, 쥐다, 들어 올리다 등 자신의 의지나 감정으로 컨트롤할 수 있는 신경이다. 자율 신경이란 심장을 움직인다, 위를 작용시킨다, 떨리다, 타액을 내보

내다 등 자신의 의지에 관계없이 신체를 조정하는 신경이다.

체생신경이 전혀 움직이지 않더라도 자율신경이 정상으로 작용하고 있으면 인간은 살 수 있다.

그러나 체생신경을 아무리 움직여도 자율신경이 움직이지 않게 되면 죽게 된다.

이 두 가지 신경은 제각각 존재하는 것이 아니고 서로의 작용을 순조롭게 진행시켜 나가는 가운데 사람의 생명을 지탱하는 기둥이 되고 있는 바, 체생신경의 자극으로 인해 자율신경도 조정할 수 있다.

그 때문에 신체를 움직이면 심장도 제대로 활동하기 시작해서 신진대사가 활발해진다.

아무리 자율신경만 움직이고 있으면 된다고 해도 체생신경을 전혀 움직이지 않는 상태에서는 자율신경도 약해져서 신체는 쇠약해진다.

우리들은 운동을 한 후 신체는 지쳐 있어도 상쾌감을 얻을 수 있다.

즉 체생신경을 움직임으로써 마음도 조정할 수 있는 것이다.

이 원리를 충분히 이용한 요법이 S.I.S.식 요법이라고 할 수 있다.

특히 울병의 경우에는 이론만 따지고 별로 몸을 움직이지 않는 사람이 많아 모든 관심은 정신에 집중해서 점점 더 신체를 움직이지 않게 되어 버린다.

마음이 불안정해지면 자율신경도 불안정해져서 균형을 잃게 된다.

그것을 뒤쫓아 가듯이 체생신경도 움직이지 않게 되면 점점 더 자율신경 실조에 박차를 가하게 된다.

스트레스도 해소할 수 없기 때문에 신체에 있어서는 2중 3중의 부담이 생기게 된다.

정신이 이상해져도 당연한 상태이다.

그래서 신체를 움직여서 체생신경을 충분히 작용시킨 후 마음을 조정하면 마음만을 조정하려고 하는 것보다도 훨씬 빨리 조정할 수 있게 된다.

□ 울병과 자율신경실조증(自律神經失調症)의 대책은 기본적으로 같다

자율신경실조증에 걸린 사람이 모두 우울상태가 되는 것은 아니지만 울병에 걸린 대다수의 사람이 자율신경실조증임은 앞에도 얘기하였다.

이것은 자율신경과 뇌의 상관관계를 생각하면 분명히 알 수 있는 사실이다.

그 때문에 많은 울병의 증상은 이 자율신경실조의 상태부터 시작된다.

처음부터 정신장애로 나타나는 경우는 없다.

울병이 되는 원인에 대해서는 여러 가지로 생각할 수 있지만 어쨌든 자율신경의 실조를 가져오는 것은 틀림없다.

울병이란 마음에 얼마간의 요인이 있어서 일어나는 하나의 증상이다.
 이 마음과 몸을 연결하고 있는 것이 자율신경이다.
 마음에 변화가 일어나면 그 변화는 자율신경을 통해서 신체 각부에 전달된다.
 그 때문에 신체 여기 저기에 변화가 일어나게 된다.
 자율신경의 실조를 부르는 많은 요인은 스트레스라고 불리고 있다.
 스트레스란 외부에서 받아 들인 심리적 자극이 마음 속에 정체된 상태이기 때문에 이것을 발산시키거나 혹은 자율신경을 강화하는 수밖에 해결 방법이 없다.
 자율신경 실조증의 경우에는 이 과도한 스트레스를 제거해서 스트레스를 모아 두지 않는 그런 마음의 상태를 완성함으로써 충분히 해결할 수 있는 문제이다.
 그런데 울병의 경우에는 그 원인이 외부로부터의 자극이라고 하기보다는 자극이 없더라도 자신의 마음이 자극을 만들어내기 때문에 마음을 바꾸지 않는 한 재발의 위험이 따른다.
 마음이 원인이 되어 그것이 스트레스를 만들고 있기 때문에 이 마음 자체를 강화하지 않는 한 울병은 치료되지 않는다고 할 수 있다.
 현대의학에서는 항울제의 투여로 대증적(對症的)으로 고통을 완화시키는 수밖에 할 수 없기 때문에 마음이라는 근본적인 원인이 개선되지 않는 한 재발되면서 악화하게 된다.
 그러나 이제부터 본격적으로 소개할 S.I.S.식 요법에 의한 울병 개선은 이 마음이라는 부분과 자율신경의 불균형을 동시에 해결하기 때문에 매우 효과적이고 재발도 막을 수 있게 된다.

외부로부터의 자극으로 일어난 스트레스 때문에 자율신경이 불균형이 되고 거기에 심리적인 요인이 겹치면 울병이 되는 경우가 많아 따라서 우선은 스트레스를 발산하여 자율신경의 균형을 되찾고 더욱이 마음의 요법을 실시함으로써 마음이 불러일으키는 내인성의 스트레스도 제거한다는 획기적인 요법이라고 할 수 있다.

S.I.S.식 울병 치료를 주창한 S선생은 전에 자율신경실조증에 대한 요법도 실시한 적이 있었는데 그것은 울병 치료 요법과도 매우 비슷했다고 한다.

그때 실시한 자율신경실조증 요법은 첫째 일찍 일어나기 건강요법과 아침 산책, 둘째 S.I.S.식 아침 체조와 자율훈련법, 셋째 S.I.S.식 명상법, 넷째 S.I.S.식 일기 요법, 다섯째 S.I.S.식 카운셀링의 5가지 실천법으로 이루어져 있으며 울병 대책은 여기에 마음의 강화가 첨가된다.

마음의 강화란 ① 맹세, ② '맹세'노트의 실천, ③ 실천 노트로 이루어진다.

'맹세'란 자신의 결의를 명상이라는 형식을 통해서 자기 암시해 가는 방법이다.

'맹세 노트'란 자신의 목적에 대한 서약을 구체적으로 문자화해서 목적의식을 명확히 하는 작업이다.

더욱이 그 목적완수를 향해서 자기 계몽할 수 있는 말을 구체적으로 써서 매일 읽으므로써 확고히 해 나가는 작업이다.

더욱이 '실천 노트'란 자신이 그 날 해야 할 일, 하지 않으면 안 되는 일을 구체적으로 열거하고 행동한 부분을 체크해서 결단하기 위한 노트이다.

울병 치료를 위한 요법은 8가지의 실천법으로 이루어져 있지만 자율신경실조증의 5가지 요법에 이 3가지가 첨가된 것이라고 하겠다.

그 때문에 이른 아침의 기상이나 아침 산책, 아침 체조, 자율훈련법, 명상, 일기요법, 카운셀링 등은 완전히 같은 방법을 채용하고 있다.

울병 환자 모두가 자율신경실조증이라는 점에서 생각해도 이 요법이 얼마나 직접적인 요법인지를 알 수 있으리라고 생각한다.

실제 울병 환자는 극단적으로 몸을 움직이지 않는 경우가 많고 그로 인해 더욱 자율신경의 불균형을 부르게 되므로 몸을 움직여서 자율 신경의 균형을 잡고 마음을 강화해서 울병 따위에 지지 않을 정도의 마음을 만드는 것이 중요해진다.

이 마음과 몸의 양면 작전이 S.I.S.식 요법에 대한 최대 포인트로 상태에 따라서 마음의 요법을 강화하거나 신체 요법을 강화하면서 진행해 나가게 된다.

□ S.I.S.식 요법으로 울병을 날려 버릴 수 있다

S.I.S.식 울병 요법은 8가지 실천법으로 이루어져 있다.
[실천1] S.I.S.식 일찍 일어나기 건강 요법과 '맹세'

[실천2] 아침 산책과 실천 노트
[실천3] 아침 체조
[실천4] '맹세' 노트의 실천
[실천5] 체조와 S.I.S.식 자율훈련법
[실천6] S.I.S.식 명상법
[실천7] S.I.S.식 일기 요법
[실천8] S.I.S.식 카운셀링

이 8가지의 요법을 실시함으로써 어떤 울병이라도 완전히 치료할 수 있다. 실천 사항이 많은 것처럼 생각되겠지만 아침에 해야 하는 커리큘럼과 저녁의 커리큘럼이 종합되어 있어서 많아 보일 뿐, 해 보면 의외로 시간도 안 걸리고 습관이 되면 쉽게 할 수 있다.

실천 1~4까지는 아침 커리큘럼이다.

실천 5~7은 저녁 커리큘럼이다.

실천7은 첫 10일간은 매일, 다음은 1주일에 1번 시행하면 된다.

S.I.S.식의 구체적인 실천 요령은 다음 4장에서 얘기하겠지만 기본적으로는 신체를 우선 움직이고 나서 마음을 조정하는 시스템으로 생각하면 무리가 없을 것이다.

이렇게 S.I.S.식 치료 요법과정을 설명하였지만 많은 울병 환자들은 그 효과에 대해 매우 회의스러워 할 것 같다.

그러나 지금까지 얘기해 온 내용을 잘 떠올려 보도록 한다.

이 요법은 대중적으로 울병만을 치료하는 것이 아니고 울병에 걸리는 당신 자신을 치료하는 것이 테마이다.

앞에서 영화 「베스트 키드」의 얘기를 했지만 바로 그 영화처럼 쿵푸와는 무관한 것 같은 수행 속에 그 쿵푸의 비법과 기초 훈련이 있는 것이다.

언뜻 소용없어 보여도 실제는 진리에 도달하는 길이었음을 행동하는 속에서 반드시 깨달으리라고 생각한다.

문제가 되는 것은 이 책에서 몇번이나 반복해서 얘기했지만 울병 환자의 이론적 편견이다. 머리로 생각하고 결국은 아무것도 하지 않는다.

그러나 지금 행동하지 않으면 당신은 평생 울병 환자로 남은 채 자신도 괴롭겠지만 무엇보다 주위 사람한테도 폐를 끼치게 될 것이다.

울병 환자로서 재발을 두려워하면서 약에 의존한 채 조심조심 인생을 보내느냐, 행동함으로써 생동감 넘치는 인생을 보내느냐는 당신이 하기 나름이다.

그러나 당신은 자신이 참으면 되겠지만 당신의 가족이나 친구, 회사 사람들은 당신의 행동을 두려워하고 있음에 틀림없다. 물론 당신을 아끼기 때문에 두려운 것이지만 많은 사람의 보호 속에 살고 있는 사실에 대해서 좀더 겸허하게 반성하고 빨리 정신적인 자립을 해야 한다.

울병은 바로 마음의 감기 정도의 것이다. 그러나 감기라고 해서 얕보면 만병의 원인이 됨을 명심하고 감기 따위, 날려 버릴 만한 강인한 마음과 몸을 만들어야 할 것이다.

S.I.S.식 요법에 대해 제대로 알고 실천만 한다면 울병에 대한 당신의 근심은 완전히 제거할 수 있을 것이다.

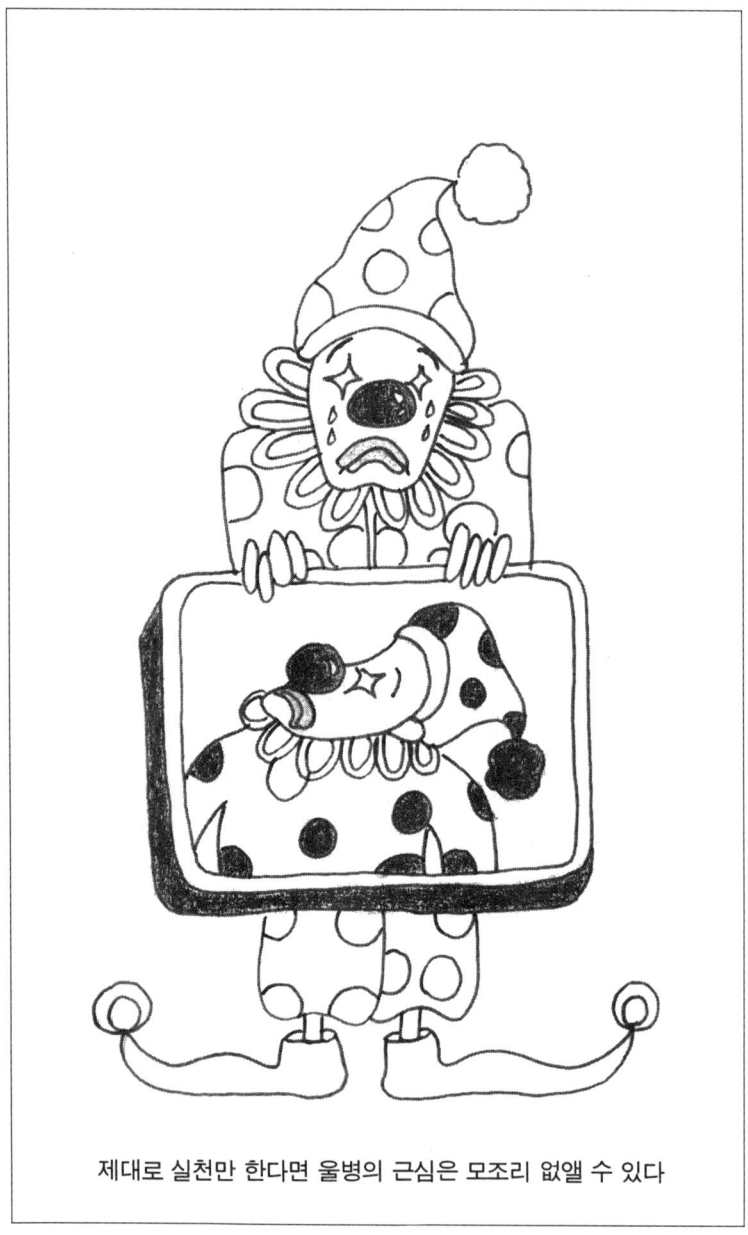

제대로 실천만 한다면 울병의 근심은 모조리 없앨 수 있다

제 4 장

이렇게 하면 울병은 반드시 좋아진다

S.I.S.식 요법의 실천편

자기 집에서 할 수 있는
S.I.S.식 3개월 요법

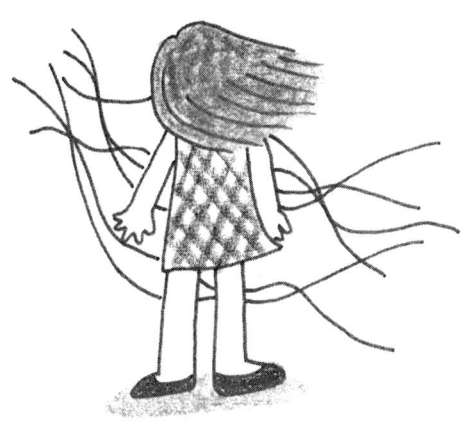

> **실천 ①**
>
> # S.I.S.식 일찍 일어나기
> # 건강요법과 '맹세'

□ 잠이 깨면 그 즉시 벌떡 일어나는 것이 중요

　울병 환자의 대부분은 불면을 호소한다. 우울 상태가 되었을 경우 대부분의 사람은 수면 장애를 호소한다. 노이로제거나 자율신경실조증이거나간에 불면을 호소하지만 울병의 불면은 형태가 조금 다르다.

　노이로제나 자율신경실조증의 경우에는 잠을 잘 수 없는 상태 즉 입면장애(入眠障碍)를 호소하지만 일단 잠이 들면 푹 자버린다. 그러므로 잘 수 없다고 해도 실제는 분명히 자고 있는 경우가 많다.

　그러나 울병의 경우의 불면은 숙면장애라고 불리는 것이다. 새벽 무렵의 각성이라고 해서 자도 2~3시간만에 잠이 깨어 버린다. 모처럼 일찍 잠을 자도 야밤이나 이른 새벽에 잠이 깨어 그 후 잘 수 없게 된다. 혹은 잤다고 해도 수면이 얕고 악몽이나 불쾌한 꿈을 연속해서 꾸어 그 때문에 아침에 잠이 깨도 잘 잤다는 숙면감이 전혀 없다. 그러므로 잠이 깨도 일어날 마음이 내키지 않아 한동안은 침대 속에서 뭉기적거리게 된다.

이 때의 기분은 하루 중에서 가장 나쁘고 답답하다. 그런 기분은 오전 내내 계속되고 저녁 무렵이 되면 조금 회복된다는 식으로 하루의 기분에 차이가 생긴다. 이것은 울병 특유의 증상이다.

신경증이나 자율신경실조증의 경우에도 잠을 잘 잘 수 없었기 때문에 아침에 일어나는 것을 괴로워하지만 대부분의 경우, 수면 부족 때문에 아침 기상이 괴로운 것이 아니고 잠이 깸과 동시에 자신의 증상과 마주 해야 하는 것에 대한 자기 도피의 행동에 의해서 괴로워 한다.

그러나 울병의 경우에는 분명히 수면 시간이 감소한다.

어쨌든 이것저것 생각하면서 누워 있으면 어두운 상념을 떨쳐 버리기는 어렵다. 어차피 뭉기적거리고 있어도 잠을 이룰 수 있게 되지는 못하므로 잠이 깨면 곧 벌떡 일어난다. 그렇게 하면 아침의 짓눌리는 기분에 방어를 해낼 수 있다. 이 방어에 성공하면 조금 짓눌리는 기분이 들어도 쉽게 낙담할 필요가 없다.

거의 환자와 같은 생활을 하고 있었던 사람에게 있어서는 매우 혁명적인 일이 되겠지만 이 조기 기상을 계속하고 있는 사이에 자신감이 생긴다.

이렇게 벌떡 일어날 수 있으면 다음은 마루나 방바닥에 정좌하도록 한다. 이것이 제1단계가 된다.

□ 평균 기상 시간보다 2시간 이상이나 늦으면 이상하다고 생각하라

아침에 벌떡 일어날 수 있게 되면 제2단계에 들어간다.

샐러리맨은 출근 시간에 맞춰서 기상 시간을 정하고 있다. 대학생 등은 자신의 선택 과목에 따라 일어나는 시간이 결정된다. 그런데 일어나는 시간에 제약이 없는 사람이 있다. 주부가 그중 한 사람이다.

아이가 학교에 다닐 때는 아이의 등교 시간에 맞춰서 일어나지만, 아이가 자기 나름대로 학교에 가는 나이가 되고 남편의 이해로 늦잠을 허락받고 있을 경우에는 기상 시간의 제약은 없다. 무직인 사람이나 프리랜서 등도 제약이 없다.

그렇게 되면 10시, 11시까지 자고 정오쯤이 되어 겨우 일어난다는 경우도 드물지 않다.

출퇴근 하는 사람들은 평균적으로 6시나 7시 사이에 일어난다. 그런데 이것보다도 2시간 이상이나 기상 시간이 늦는 사람은 이상하다고 할 수 있다. 4시간 이상이나 늦어진다면 정말로 병적인 상태이다. 이렇게 하고 있다가는 정상적인 사람이라도 병에 걸려 버린다.

예술 관계나 편집 관계, 디자인이나 인쇄물 제작관계의 사람 중에서는 밤중부터 아침녘까지 일을 하고 정오 가까이까지 자는 사람이 있다. 택시 운전사도 자는 시간이 불규칙하다. 간호사, 경찰관, 경호원 등도 야근이 있어서 자는 시간이 일정치 않기 때문에 일어나는 시간도 일정치 않다.

이런 사람은 그런 생활에 익숙해져 있기 때문에 괜찮다고 생각하며 그 나름대로 규칙적인 사이클로 자고 있으면 괜찮다고 생각하고 있는 것 같지만 실제로는 그런 생활이 오래 계속됨으로써 반드시 변화를 일으키고 있다. 그 때문에 이들 직업인에게는 심신증이나 노이로제, 울병이 매우 많아지고 있다.

인간은 일몰과 동시에 자고 일출과 동시에 일어나서 활동하도록 되어 있다. 전기의 발달과 함께 밤도 낮과 마찬가지로 활동할 수 있게 되었지만 인류의 역사에 비하면 아주 적은 시간에 불과하다.

오랫동안 인류가 만들어 온 생리의 메카니즘이 그런 짧은 기간에 변할 리는 없다.

현재 업무 관계상, 도저히 밤에 잘 수 없다고 하면 가능한 한 빨리 그런 상황에서 빠져 나오는 것을 목표로 자신 나름대로의 리듬을 만드는 수밖에 없을 것이다.

그러나 그 밖의 사람은 다르다. 스스로 시간 구성을 할 수 있는 직업인이라면 밤에 자고 아침에 일어나는 생활로 되돌려야 한다.

그리고 일찍 자고 일찍 일어나는 리듬으로 되돌리는 것이 먼저 필요해진다.

□ 처음엔 아침 7시 기상부터 시작하며 목표는 5시 기상

일찍 자고 일찍 일어나는 리듬으로 되돌린다고 해도 좀처럼 처음부터 잘 할 수 있는 것은 아니므로 먼저 7시 기상부터 시작해 보도록 한다.

본래 일찍 일어나는 시간은 5시이므로 그래도 2시간 늦게 된다.

거기부터 차츰 조정해 나간다. 처음은 7시, 다음에 6시, 그리고 목표인 5시까지 끌어 올리되, 이 기상 시간의 조정은 환자 자신의 상태나 일기 등의 자료를 바탕으로 조금씩 높여 가도록 한다.

따라서 사람에 따라 5시가 될 때까지의 기간은 다르지만 빠르면 한 달만에도 5시 기상을 할 수 있게 된다.

왜 5시 기상이 필요한가 하면 이것은 아침 5시라는 시간이 교감 신경과 부교감 신경이 바뀌는 시간으로써 자율신경이 가장 불안정한 시간이기 때문이다.

낮동안 활발하게 작용하는 것은 교감 신경이다. 밤이 되면 부교감신경이 활발히 작용하게 된다. 이 변환 시간이 되면 맥박도 빨라지고 체온과 외부적으로 느끼는 기온의 균형이 가장 나쁠 때이다.

이 때에는 자고 있어도 신체에 있어서 가장 불안정한 시간이다. 따라서 자고 있는 것보다는 일어나서 활동하고 있는 편이 변환이 스무드하게 이루어져서 자율신경의 부담이 가벼워진다.

대개 울병 환자는 이른 새벽에 잠이 깨는 경향이 있기 때문에 대부분은 별로 고생하지 않고 5시 기상을 할 수 있다. 재발 방지를 위해 실시하고 있을 경우에는 5시 기상을 그만두는 것보다 수면시간을 줄이는 것이 효과적이다.

만일 도저히 수면시간이 적어서 괴로운 것 같으면 낮잠으로 보충한다. 수면 시간을 줄였기 때문에 신체를 망치는 일은 전혀 없으므로 걱정할 필요없다.

짧은 시간의 수면의 실제 데이타는 여러 가지 있지만 모두 약 3시간의 수면으로 충분하다고 되어 있다. 더구나 그때 조사를 받은 사람들은 보통으로 수면을 취하고 있는 사람들과 마찬가지로 조금도 다름없이 일했으며 특별히 지친 기색도 없었다고 한다.

잠을 조금 잔 것으로 유명한 사람은 나폴레옹이다. 4시간 수면으로 유럽 원정의 맨 앞장을 섰다고 한다. 에디슨도 적게 잤던 것으로 유명하다. 물론 이런 에피소드는 진위의 여부가 확실한 것은 아니지만 말이다.

우울 상태의 경우에는 숙면이 곤란하기 때문에 자는 시간이 극단적으로 줄어들지만 이것을 개선하기 위해 단면요법(斷眠療法)이라고 해서 하루 종일 한 숨도 재우지 않고 깨워 두었다가 다음 날에 숙면시킨다는 방법도 있을 정도이니까 잘 수 없는 것을 걱정할 필요 없이 단시간 수면을 엄격하게 실행해 보는 것이다.

3시간만에 잠이 깨어 버리면 5시 기상으로 정하고 새벽 2시에 잠을 잔다. 12시에 잔다면 3시 기상으로 정한다. 어쨌든 매일 아침 규칙적으로 3시에 일어나서 산책하고 체조해 보도록 한다.

아침 일찍 일어나게 되면 당연히 빨리 자게 되는데 이 빨리 자는 것은 빨리 일어나는 것보다도 곤란한 경우가 많은 듯하다. 빨리 일어나기 위해서는 자명종 시계의 신세를 질 수도 있지만 모닝콜에 의해서도 가능하다. 자신의 의지력만 있으면 어떻게든 일어날 수 있다. 그러나 빨리 누울 수는 있어도 잠들기는 어렵다. 아무리 자려고 해도 자신의 의지만으로는 아무 소용도 없고 타인의 힘을 빌릴 수도 없다.

그러나 빨리 일어나기 위해 빨리 자려고는 생각하지 않아도 괜찮다. 보통 때처럼 자고 빨리 일어나면 당연히 수면 부족이 되므로 다음날은 빨리 잠든다. 생활 리듬이 자연히 빨리 자게 되는 것이다. 괴로운 것은 처음뿐이다. 아무래도 괴로우면 낮잠도 잘 수 있으니까 심각하게는 생각하지 않아도 된다.

낮에 졸리면 낮잠을 잔다. 이 낮잠도 누워서 자는 것이 아니라 의자에 앉은 채라든가, 벽에 기대거나 해서 가수면(假睡眠) 상태를 취하도록 한다.

도저히 눕지 않고는 있을 수 없다면 2시간 가량 자도록 한다. 2시간이라는 것은 수면 사이클의 1행정(行程)으로 2시간은 1쿠르가 된다. 밤에는 이 쿠르를 몇번인가 반복하게 된다. 그 때문에 1시간이나 1시간 반으로는 별 효과가 없다.

그러나 수면 부족으로 의한 뇌의 기능 저하를 보충한다면 30분의 수면 정도로 충분. 상체를 일으킨 채 취한 30분의 수면은 아침 수면 3시간에 필적하는 것이라고 한다. 이것도 30분이 가장 효과적인 시간으로 이것을 1시간으로 연장하면 오히려 잠이 깬 후의 기분이 개운하지 않다. 이것은 여러 가지 실험으로도 증명되고 있다.

□ 일찍 일어나기는 건강에 빼놓을 수 없는 것

지금까지 느슨했던 기상 시간을 갑자기 규칙적으로 하고 더구나 일찍 일어나는 것이기 때문에 처음부터 제시간에 일어나려고 해도 좀체로 실행할 수 없다. 빨리 일어나야 한다고 긴장한 나머지 잠이 쉽게 안 들거나 단속적으로 잠이 깨어서 푹 잔 느낌이 들지 않는다는 얘기를 자주 듣는다. 그러나 그런 것은 처음 동안 뿐이고 반드시 잘 잘 수 있게 되므로 걱정할 필요가 없다.

규칙적인 시간에 일어나기 위해서는 여러 가지 방법이 있지만 도저히 할 수 없다면 이불에서 자는 것보다 아무 것도 깔지 말고 옷 입은 채 잔다. 조금 높은 베개를 사용해 보도록 한다. 위에는 아무것도 덮지 말아야 하며 겨울이라면 두껍게 입고 방을 따뜻하게 해서 그대로 잔다. 이렇게 하면 대개는 일어날 수 있다.

병원의 아침은 빠르다고 하는데 인간이 지닌 본래의 리듬이라는 점에서도 환자에게 있어서는 이상적인 기상 시간이며 치료 효과를 높이기 위해서 심신의 준비가 되어 있다고 할 수 있겠다. 이것이 지금 미국 등에서 주목받고 있는 모닝 케어(morning care), 모닝 호스피탈(morning hospital)이라고 불리는 것으로 오전 중의 치료가 가장 효과적이라고 한다. 노년이 되면 아침 일찍 잠이 깨게 되는데 약해진 신체에 있어서의 자기 방어 작용이자 자연 치유력의 증거라고 할 수 있다.

□ 맹세의 기원은 맹세의 실현으로 향하는 자기 자신의 확인이기도 하다

S.I.S.식 요법 중에서의 맹세는 서약적 맹세와 기원적 맹세 두 가지로 이루어져 있다. 서약적 맹세란 자신의 단점이나 약점에 대한 반성적인 점을 서약해 가는 것이고 기원적 맹세란 자신의 목적에 대해서 기원해 가는 것이다.

이 '맹세'란 모두 자신의 결의를 구체적으로 쓴 후 쓴 것을 읽으므로써 결의를 새롭게 해 나가기 위한 것이다.

자신이 막연히 품고 있는 '이렇게 되고 싶다', '이렇게 하고 싶다'라는 의식을 명확히 문자화해 나가서 그것을 매일 읽어 가는 것이기 때문에 정말로 잠재의식을 개혁할 수 있으면 자기 암시, 자기 계발도 된다. 더욱이 마음의 안정도 가져온다.

'맹세' 노트를 만드는 방법의 실제는 나중에 따로 설명하겠지만 먼저 여기에서는 결의를 다지기 위한 방법으로써 자신의 맹세를 기원의 형태로 표현하는 것부터 시작한다.

인간의 마음이란 매우 약한 것으로 자신의 약점이나 결점을 잘 알고는 있어도 이것을 수정하는 것은 어려운 법이다.

"좀더 건강해지고 싶다."

"명랑하고 사교적인 성격으로 생활하고 싶다."

"마음이 평온한 채로 생활을 하고 싶다."

라고는 생각하고 있어도 좀체로 할 수 없다. 그러나 진지하게 계속해서 생각할 수 있으면 조금씩이라도 변하게 된다. 이 진지하게 계속해서 생각하는 것이 기도이다.

진지한 생각은 '맹세' 노트에 구체적으로 써 가면서 그 쓴 내용을 실현할 수 있도록 기도한다.

종교에는 여러 가지 기도 형식이 있는데 그것은 신이라는 특정의 대상에 대해서 기도해 나간다. 신의 위대한 힘과 접촉해서 그 힘을 빌어 자신의 생각을 실현하기 위해 기도하는 것이다.

그러나 신이란 어떤 의미에서 자기 자신이다. 신이라고 하면 종교적으로 생각되겠지만 사실 신에게 마음을 돌린다는 것은 자기 자신 속의 신에게 눈을 돌린다는 얘기이다.

인간의 마음이 무엇에도 현혹당하지 않고 목적을 향해 쏜살같이 진행할 만한 힘이 있다면 기도라는 형식은 필요가 없을지도 모르지만 인간이란 약한 존재이다.

그 때문에 일정한 형식을 만듦으로써 그 형식을 통해서 마음에 이르는 쪽이 더 간단한 방법이라고 하겠다. '맹세' 노트에 기재한 것을 그대로 실현할 수 있다면 맹세의 기도 형식은 필요 없을지도 모른다. 그러나 그것을 할 수 없기 때문에 맹세라는 기도의 형식으로써 매일 결의를 새롭게 해 나갈 필요가 있다.

맹세 노트에 구체적으로 기재한 서약이나 기원의 결의를 새롭게 하고 실천할 수 있는 의지를 다지기 위해 자신이 정한 행동, 형식을 통해서 확인하는 작업이 '맹세의 기도'이다.

□가장 신성한 기분이 될 수 있는 장소에서 기도

맹세의 기도는 자기 자신에 대한 기도이기 때문에 특정 신에 대해서 기도하는 것은 아니다. 기도하기 위한 대상은 아무 것도 없어도 좋다.

단, 결의를 새롭게 하는 것이기 때문에 먼저 단정하게 몸단장을 하는 것부터 시작한다.

자신이 정한 시간에 일어나면 먼저 얼굴을 씻고 몸치장을 한다. 그리고 자신이 가장 신성한 기분이 될 수 있는 장소에 서서 손을 모은다.

신성한 기분이 될 수 있으면 어디라도 상관없다. 성당이나 교회, 사찰 등이 좋으면 거기서 한다. 그것도 아니라면 태양을 향해 기도해도 괜찮다. 종교적인 그림 등이 좋으면 그것을 벽에 걸고 거기를 향해 맹세의 기도를 한다.

컵이나 주전자나 뭐나 좋지만 그런 물건에 대해서는 좀체로 신성한 기분이 될 수 없기 때문에 가능하면 종교적인 것과 관계된 장소를 기도 장소로 하는 편이 신성한 기분이 되기 쉽다고 할 수 있다.

합장하고 신성한 기분이 되면 3번 절을 한다. 혹은 고개를 숙인다. 의미는 처음은 감사의 절, 두번째는 주시(注視)의 절, 세번째는 기원의 절이다.

먼저 3번 절을 하고(혹은 고개를 숙이고) 나서 다음에 마음 속으로 그 의미를 복창한다.

"오늘 하루 건강하게 생활할 수 있음을 진심으로 감사합니다. 아버지, 어머니 언제까지나 건강하게 계셔 주십시오. 감사합니다, 계속 지켜 보겠습니다."

라고 자신의 마음에 말을 걸어 본다.

그리고 결혼한 사람이라면 시부모에 대해서도 마찬가지로 "감사합니다, 지켜 보겠습니다"라고 외친다. 그 다음에 가족이나 그 밖의 모든 사람에 대해서 "감사합니다, 지켜 보겠습니다"라고 외친다.

더욱이 친구나 업무 관계상 만나는 사람 등 자신이 기도하고 싶은 사람을 잇따라 떠올리면서 "감사합니다. 지켜 보겠습니다."라고 계속해 나간다.

이때 별로 유쾌하게 생각하고 있지 않은 사람, 싸운 사람, 반감을 가진 사람 등을 위해서 기도하는 것도 중요하다. 이렇게 하고 있으면 마음이 안정되고 미워하거나 증오하는 마음이 이상하게 사라져 간다.

그러나 절대 종교적인 의미로 그렇게 하라는 얘기는 아니다.

사람에 대한 증오와 원망은 자신의 스트레스가 되어 마음을 무겁게 할 뿐이므로 그런 생각들은 즉시 버리고 마음이 가벼워지는 편이 우울 상태에 빠지지 않기 때문이다. 더욱이 차원이 높은 자신을 만들 수도 있고 적극적인 삶을 가져온다.

"지켜 보겠습니다."라는 말은 능동적인 말이다. 수동적인 말과 달리 적극적으로 자신 쪽에서 지켜 본다는 것을 의미하기 때문에 적극적으로 그런 사람들과 관계를 맺어 가는 자세를 나타내는 것이다.

심신이 병들어 있는 경우에는 아무래도 소극적이 되고 의존성이 높아 태도는 수동적이 되기 쉽다. 특히 아플 경우에는 모든 신경이 자신의 증상에만 집중해서 외부에 대한 접촉을 피하고 안으로 파고들기 쉽다.

그래서 이 능동적인 말을 반복함으로써 적극적으로 주위에 대해 관심을 보여 나가자는 의식을 불러 일으키게 된다.

그것이 끝나면 이번은 그 날 하루의 일정을 확인하고 그 일정을 어떻게 소화해낼 것인지를 생각하고 순조롭게 일정을 마칠 수 있도록 스스로 기원을 한다.

그것이 끝나면 이번은 장기 목표에 대한 기원을 한다.

운전 면허를 딴다, 시험에 합격한다, 개업한다, 개점한다, 집을 짓는다 등 장래의 목표를 기원한다.

"……하기를 기원합니다."라는 식으로 계속해 나간다.

그리고 마지막으로,

"오늘 하루 분발하겠습니다. 감사합니다. 지켜 보겠습니다. 기원합니다."

라고 외치고 또 3번 절을 한다. 아니면 3번 가볍게 목례를 한다.

이것이 '맹세'의 기원이다. 이것을 매일 반복한다. 이런 방법으로 울병이 치료될 리가 없다고 생각하는 사람이 있는데 백일동안 계속 기원하는 것은 스스로도 놀랄 만한 자신감을 가져온다. 지속적으로 뭔가를 한다는 것은 큰 힘이 된다.

자신의 생각을 매일, 형식으로써 표현하고 있는 사이에 무의식중에 생각의 방향으로 행동하게 되어 간다. 이렇게 하고 있는 사이에 자신도 모르게 기원의 목표에 조금씩이라도 다가가게 되는 것이다.

실천 ②

아침 산책과 실천 노트

□ 아침 산책을 하면 마음이 온화해진다

아침, 계획한 시간에 벌떡 일어난다. 그리고 세수하고 몸단장을 한 후 신성한 기분이 될 수 있는 일정 장소에 서서 '맹세'의 기원을 한다.

그 다음은 아침 산책을 하도록 한다.

우울 상태의 사람은 무엇에 대해서도 흥미가 없어 모든 것을 귀찮아하기 쉽다. 그런 때에는 가족이나 주위 사람이 '잠시 산책이라도 나가 볼까'라고 권유해 본다.

울병의 경우에는 처음부터 혼자서 하기는 어려울지도 모른다. 경증의 사람이나 현재는 치료되어 있어도 재발을 두려워하는 사람, 혹은 가면 울병의 사람은 혼자서도 의욕적으로 덤빌 수 있다.

그러나 가능하면 처음에는 누군가가 따라가는 편이 좋을 것이다. 그리고 본인이 혼자서도 할 수 있다고 하게 되면 그때는 혼자 하도록 놔 둔다.

아침 산책은 뜻밖의 효과도 낳는다.

도시에 사는 사람한테 있어서는 산책할 장소도 없는 것처럼 생각되겠지만 아직 자연이 많이 남아 있다.

이른 아침에 산책을 해 보면 잘 알겠지만 만나는 사람들의 힘차고 활기 있는 표정에 친숙함을 느낄 수 있다.

평소 같으면 완전히 무시했던 타인이라도 어쩐지 말을 걸고 싶은 것 같은 심정이 된다고 하니 참 이상하다.

마치 젊은 시절에 등산을 했을 때 스치며 서로 말을 걸었듯이 말을 걸고 싶어지며 아는 사람을 만난 듯한 친숙함이 솟아난다.

지금 성가신 울병이라는 병으로 시달리고 있는 사람의 입장에서 보면 자신이 가장 불행한 것 같고 타인은 고민따위 하나도 없는 듯이 생각될지도 모른다. 그러나 사실 그런 사람은 한 명도 없다. 느긋한 표정으로 산책하고 있는 듯이 보이는 사람이라도 마음속으로는 지옥을 안고 있을지도 모른다.

울병은 반드시 치료되는 병이다.

지금은 조금 괴로워도 이 시기를 벗어나면 반드시 건강하고 밝은 생활을 할 수 있다.

지금의 상태가 평생 계속된다면 분명 지옥일지도 모르지만 반드시 치료되는 병이므로 현재만 잘 견디면 괜찮다고 생각하고 희망을 갖도록 한다.

울병에 걸린 사람, 대부분은 합리적인 사고방식의 소유자가 많기 때문에 일찍 일어나거나 아침 산책 등으로는 전혀 해결이 안 된다고 미리 짐작하면서 여러 가지 요법을 머리 가득히 채워 넣고 있는 채 결국은 조금도 행동하려고 하지 않는다. 그러나 일찍 일어난다, 산책을 한다, 그리고 걷는다는 가장 기본적인 행동을 할 수 있게 되면 큰 자신감으로 이어져서 일보 전진한다.

일어난다, 걷는다는 동작은 인간에게 있어서 가장 기본적인 동작이다.

이 기본적인 동작을 하면서 신체 구석구석까지의 세포를 활성화해서 마음에 상쾌함을 불어 넣는 것이 목적이다.

폐쇄적인 마음에 개방감을 주고 고립 상태로부터의 탈피를 꾀한다. 그런 작은 일부터 쌓아 나간다. 스스로도 생각해 보지 않았던 변화가 생겨날 것이다.

□ 아침 산책은 하루의 일정을 짜기 위한 산책이다

코스는 30분 코스, 1시간 코스, 1시간반 코스라는 3가지 코스를 설정해 두면 편리하다. 그 날의 컨디션이나 일어난 시간, 혹은 스케줄에 따라 적당히 사용할 수 있기 때문이다.

어쨌든 매일 같은 코스를 걷는 것이 요령이고 그것도 직선 코스가 아니라 왕복 코스 쪽이 더 좋다.

코스를 만드는 방법에는 여러 가지 있다.

도시라면 근처에 사연이 남아 있을 그런 장소를 이용해도 좋을 것이다.

공원이나 약수터도 좋다. 만일 그런 장소가 근처에 없으면 어느 집의 정원수를 볼 수 있는 코스라도 좋을 것이다.

코스를 3개 만들 경우에는 가장 짧은 코스를 기본으로 거기에서 점점 진행시켜 나간다. 즉 짧은 코스를 더듬어서 앞으로 나가도록 코스를 설정한다.

걷는 속도에 개인차가 있지만 2~3킬로의 코스를 2~30분에 걷는 정도의 페이스가 좋을 것이다. 서두를 필요는 없지만 그렇다고 해서 너무 어슬렁 어슬렁 걷는 것도 안 된다. 같은 페이스로 확실하게 걷는다.

병 치료를 하고 있다고 생각하고 걸으면 아무래도 종종걸음이 되기 쉽다.

그 때문에 좀처럼 주위에 신경쓸 수도 없겠지만 병이 좋아짐에 따라서 차츰 주위에 흥미가 생긴다.

울병에 걸린 사람의 경우, 주위에 대한 관심이 희박해지고 자신의 증상만이 관심사가 되면서 그 밖의 일에는 관심을 보이지 않는다.

그러던 사람이 주위에 신경을 돌리게 되었다는 사실만으로도 병이 쾌차하고 있다는 증명이 된다.

같은 코스를 걷는 것은 그런 자신의 변화를 깨달을 수 있기에 좋다. 그날의 컨디션도 잘 알 수 있다.

여느 때는 편하게 걸었는데 그날따라 매우 힘들다거나 갈 때는 매우 힘들었는데 올 때는 편하게 걸을 수 있었다 등등의 변화를 알 수 있다.

□ 실천 노트를 한 손에 들고 걷는 것이 요령

직선 코스보다도 왕복 코스쪽이 좋은 이유는 분명히 반으로 구분할 수 있기 때문이다.

산책의 반은 오늘 하루의 일정을 확인하면서 걷는다. 오전, 오후, 밤에 자신이 해야 할 일, 그 목적과 과정을 확인한다.

그리고 나머지 반은 일정 중에서 자신이 해야 할 일을 최종 점검한다. 예를 들면,

"오늘 10시에 ○○ 얘기로 ○○씨와 만난다. 공식적인 회의이므로 복장과 구두 등은 어두운 계열로 하자. 자료를 잊지 말고 지참."

하는 식으로 확인 작업을 해 간다. 이 확인 작업은 마음속으로만 확인하면 잊어버리고 애매해지게도 된다.

그렇기 때문에 반드시 실천 노트를 작성해서 산책하러 갈 때에 지참한다.

실천 노트를 아침·점심·밤으로 나누어서 그날 해야 할 일, 만나야 할 사람, 만났을 때에 해야 할 말, 해야 할 것을 각각 메모해 간다.

이것은 타인에게 보이는 것은 아니므로 자신이 확인할 수 있는 메모로 충분하다.

그리고 아침 산책의 나머지 반에서는 이 메모에 의한 확인 작업을 해 나간다. 즉 그 실천 노트를 보면서,

"○○씨와 만나면 반드시 이 말만은 꼭 해야 한다. 절대 거절당하지 않도록 이 조건만은 승낙시킨다."

라고 하듯이 그 내용에 대해서 자신의 결심을 점검해 나간다.

이 아침 산책이란 하루의 스케줄을 프로그램해서 그날 중으

로 해야 할 일에 대한 결심을 굳히기 위한 산책이다. 이 점이 보통 산책과는 다른 것이다.

실천 노트는 항상 갖고 다니며 그 스케쥴을 진행할 때마다 지워 나간다. 그렇게 하면 밤까지 자신이 그날의 스케쥴을 완수할 수 있는지 어떤지 확인을 할 수 있다.

특히 울병에 걸린 사람은 해야 할 스케쥴이 있으면서 자신의 증상이나 기분에 사로잡혀서 실제로는 아무것도 하지 않는 경우가 있기 쉬우므로 이와 같이 자기 확인을 반복해서 그것을 매일 거듭하는 것은 본인에게 있어서도 큰 격려가 되어 적극적인 삶의 방법을 몸에 익히는데 효과적이다.

계획대로 다 하지 못하고 남은 일이 있었던 날에는 그 점에 대해서 반성함과 동시에 그 남은 일을 언제 실천할 수 있는 것인지에 대해서 생각하고 예정을 할 수 있으면 잊어 버리지 않도록 먼저 실천 노트의 그 날짜에 써 넣어 두도록 한다.

□ 비 오는 날, 바람 부는 날, 폭풍 치는 날에는 더 용기를 내서 산책을 하자

날씨가 좋은 계절의 아침 산책은 상쾌하지만 겨울이 되면 춥고 아침에도 아직 어두워 상당히 귀찮아진다. 게으름 피우며 따뜻한 이불 속에서 나오고 싶지 않아진다.

그래도 나가자. 괴로울수록 더욱 힘내서 걷는다. 비오는 날, 눈 내리는 날, 폭풍이 치는 날에는 더 굳은 결심을 하고 나가는 것이다.

그런 곤란한 날에까지 계속할 수 있었다는 것은 강한 결심을 확인하게도 되고 끝까지 걸은 것이 자신감으로 이어져서 비나 바람이 부는 날도 똑같이 할 수 있었다는 사실이 앞으로의 인생에 크게 도움이 되는 것이다.

비나 눈이 내리는 날에는 산책 도중에 실천 노트를 메모하기는 어려울지도 모르지만 확인하는 것이 목적이므로 독해할 수 있을 정도의 메모로 하고 돌아온 후 다시 실천 노트에 바꿔 옮겨도 상관 없다.

그러나 여성일 경우 겨울 아침에 어두운 길을 걷는다는 것은 다소 위험하므로 시간을 늦추도록 해야 한다.

먼저 가사를 끝내고 나서라도 좋고 또는 그 시간을 이용해서 차를 끓여 마셔도 좋다.

독서라도 상관없다.

마음이 가라앉는 일이나 좋아하는 일을 하면서 시간을 조정하도록 한다.

단, 산책 시간을 늦췄다고 해서 일어나는 시간까지도 늦춰서는 안 된다. 반드시 같은 시간에 벌떡 일어난다.

그리고 밖이 밝은 후 산책하러 나간다.

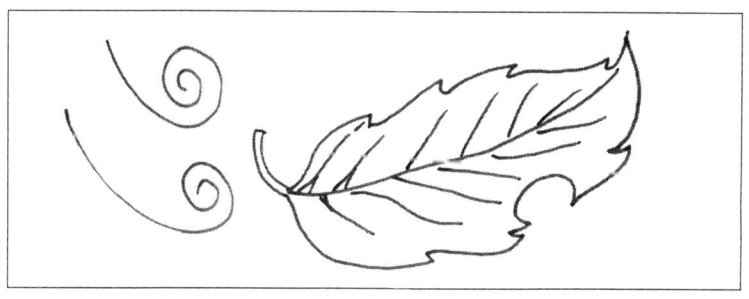

실천 ③

아침 체조

□ **매일의 생활에 필요한 운동**

아침에 일찍 일어난다, 기세좋게 벌떡 일어난다, 그리고 '맹세' 후에 아침 산책. 이렇게 하고 돌아올 무렵에는 기분이 매우 상쾌해져서 어쩐지 손발을 움직이고 싶어진다. 이 기분을 이용해서 체조를 한다. 어려운 체조를 하라는 얘기가 아니다. 극히 평범한 순서에 따라서 손발을 움직일 뿐이다.

요가라고 하면 아무래도 매우 어려운 느낌이 들지만 S.I.S.식 요법에서 사용하고 있는 요가는 절대 어려운 것이 아니다.

책이나 사진 등에서 보는 요가 포즈는 분명히 어려운 것 같다. 상당히 몸이 유연하지 않으면 할 수 없다고 생각할 수 있고 훈련을 쌓지 않으면 무리라고 생각할지도 모른다.

하지만 80킬로 이상의 거한이라도 할 수 있다. 유독 신선처럼 뼈와 가죽만 남은 사람이 아니면 할 수 없다는 것은 아니다. 게다가 그 곡예와 같은 요가는 숙련자로 프로 선수나 마찬가지이기 때문에 일반인들이 할 수 있는 요가와는 매우 다르다. 물론 완성된 포즈가 되면 곡예와 같이 되지만 거기까지 할 필요는 없다. 기본적으로 자신이 할 수 있는 데까지 하면 그것으로 충분하다.

요가를 한다고 생각하면 마음이 무거워질테니까 에어로빅이라도 한다는 가벼운 기분으로 시작한다. 요는 오래 계속하는 것이 포인트이다.

□ 5가지의 힘의 방향으로 움직인다

인간의 신체에는 5가지의 힘의 방향이 있다. 요가는 이 요소를 잘 이용해서 발달했다. 그 5가지란,
① 펴다.
② 비틀다.
③ 벌리다.
④ 젖히다.
⑤ 쉬다.

이들 동작을 함으로써 인간의 신체는 자극을 받아 활성화하게 된다. 요가의 포즈는 많이 있지만 그 모든 것은 이 5가지의 방향에 자극을 주고 혹은 힘을 빼 가는 방법이다.

아침 체조에서 실시하는 요가는 이 5가지의 움직임을 기본 동작으로 하고 있다. 더욱이 울병에 의한 자율 신경의 불안정이 원인이 되어 척추에서 목뼈 등에 이르는 척추골 옆에 울혈이 일어난다. 그래서 이 울혈 부분을 자극하는 운동을 첨가해

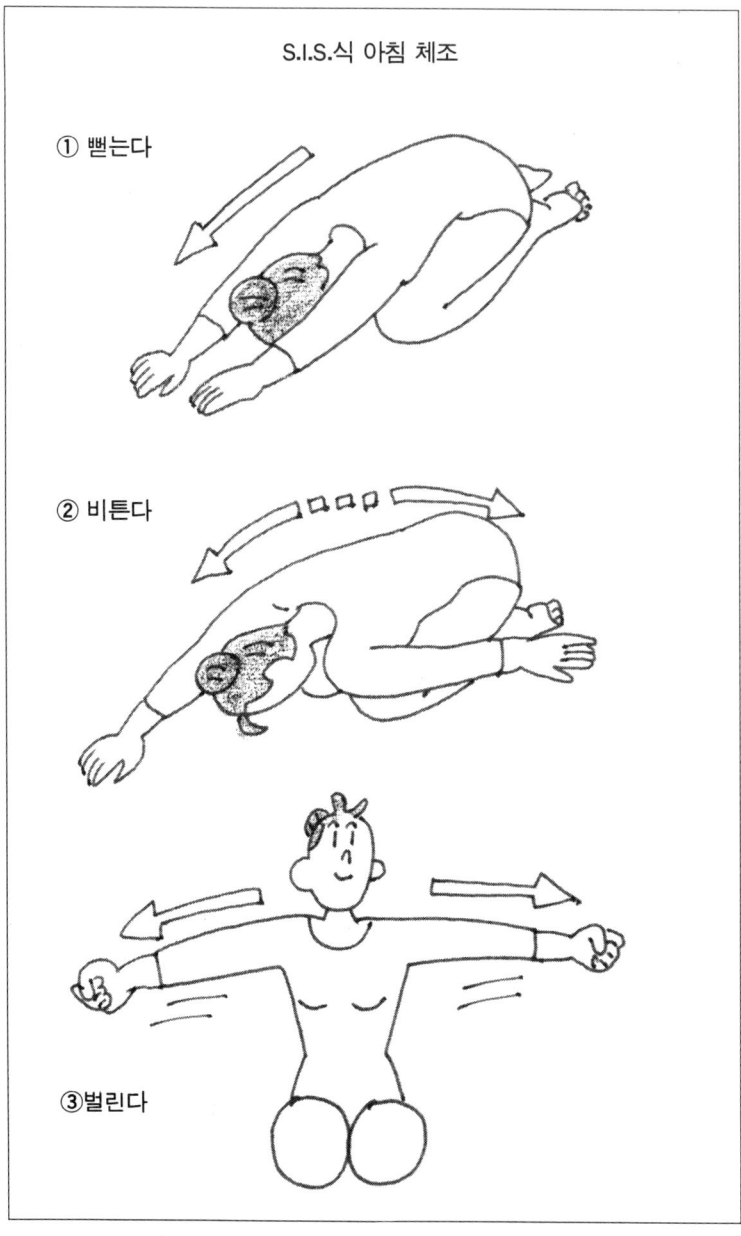

제4장 / 이렇게 하면 울병은 반드시 좋아진다 · 173

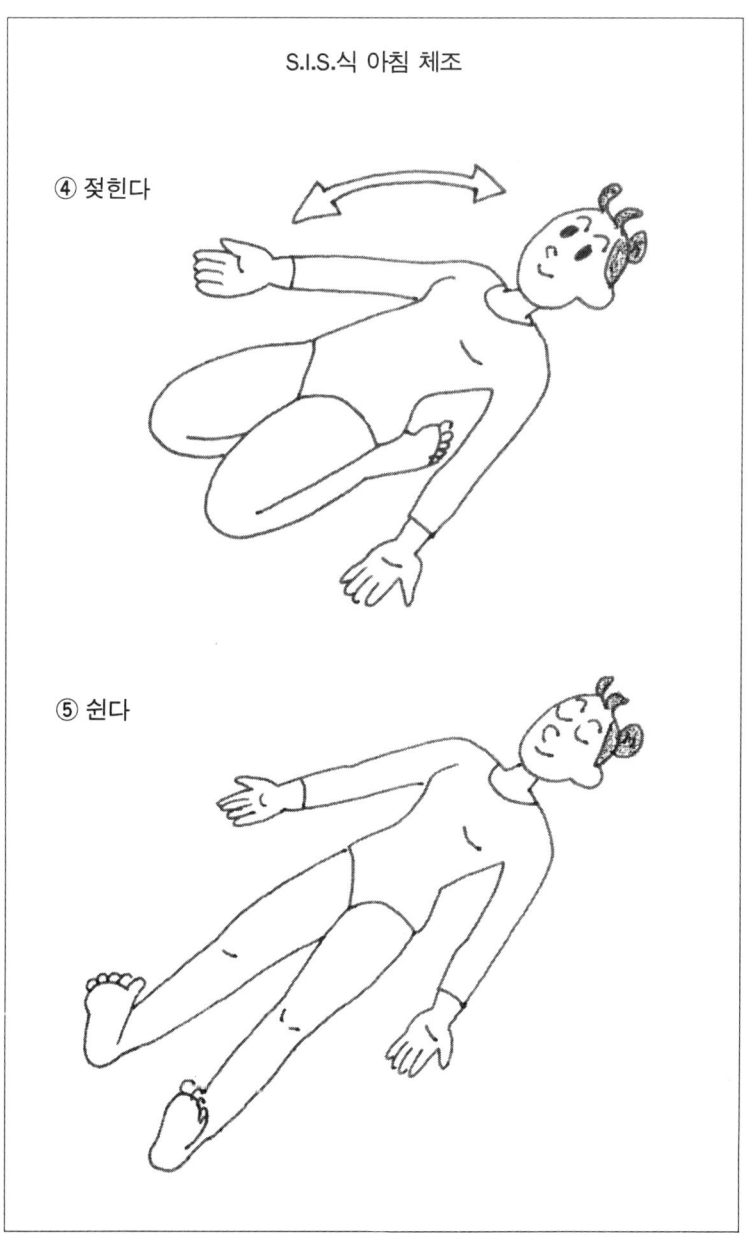

S.I.S.식 아침 체조

④ 젖힌다

⑤ 쉰다

서 S.I.S.식 아침 체조를 하게 되는 것이다.

　도장에서의 요가는 지도자 밑에서 실시하기 때문에 조금 어렵다. 하지만 자기 집에서 하는 요가는 어디까지나 스스로 할 수 있는 데까지 하면 된다. 무리해서 구부릴 필요는 없다.

　전부 다 하지 않으면 효과가 없을 것이라고 믿고 남의 힘을 빌려서까지 무리해서 구부리려고 하면 어딘가에 무리가 생겨서 오히려 허리를 다치거나 근육통이 일어나거나 한다. 요가는 할 수 있는 데까지가 기본임을 잊지 않도록 한다.

　그 때문에 같은 포즈를 취해도 사람에 따라서 완성된 형태에 차이가 생긴다. 그래도 전혀 상관없다. 단, 하나의 포즈를 실시하는데 있어서 최저 30초 정도 정지하는 것이 요령이다.

　몸이 부드러운 사람은 좀더 오래 해도 좋고, 딱딱한 사람은 힘들어도 30초만은 참고 그대로의 포즈를 유지한다.

□벌떡 일어난 후 곧 실시하면 상쾌하게 잠을 깰 수 있는 포즈

　아침에 기분 좋게 벌떡 일어났지만 아무것도 할 마음이 내키지 않는다, 잠을 깼다는 감각도 없다는 경우에는 이불 위에서 다음의 요가 포즈를 취하도록 한다. 이 포즈로 확실히 잠을 깰 수 있다.

　모처럼 벌떡 일어난 몸을 다시 재우지 않기 위해 바닥 위에서 곧바로 할 수 있도록 고안한 것이 이 체조이다. 이것은 엎드린 자세의 것과 위를 바라보고 있는 자세로 이루어져 있다.

제4장 / 이렇게 하면 울병은 반드시 좋아진다 · 175

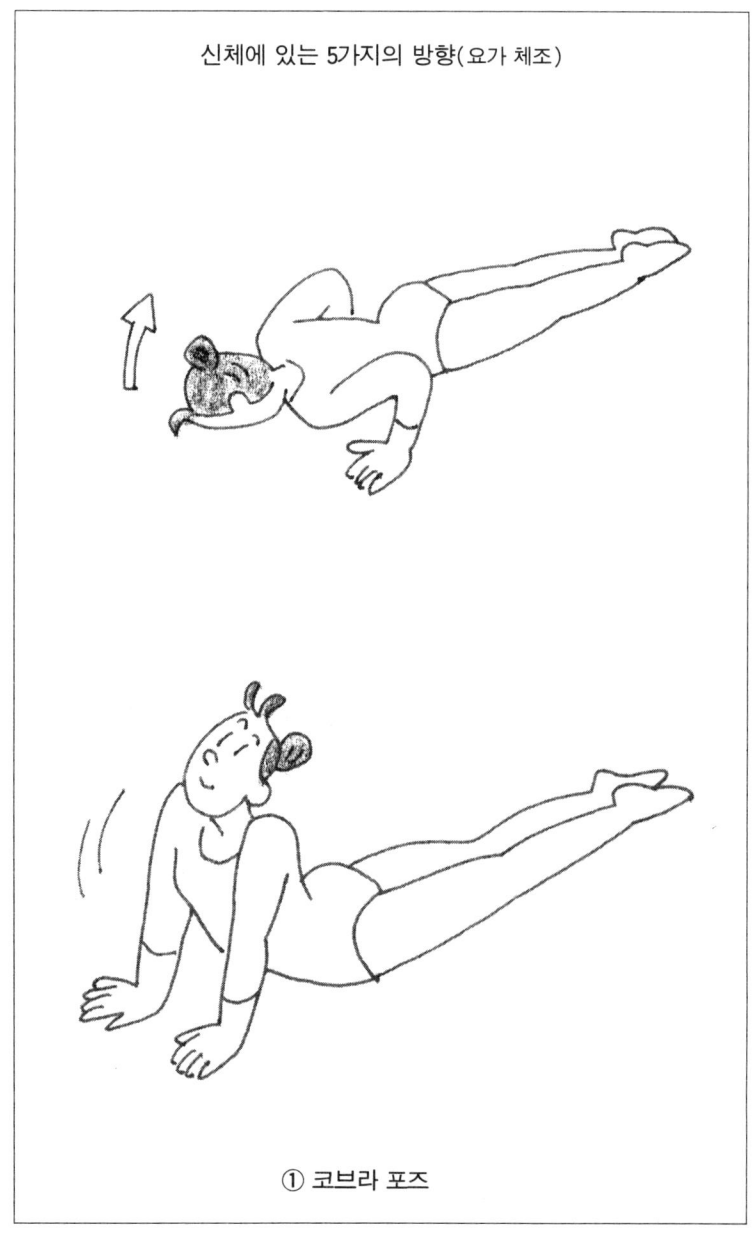

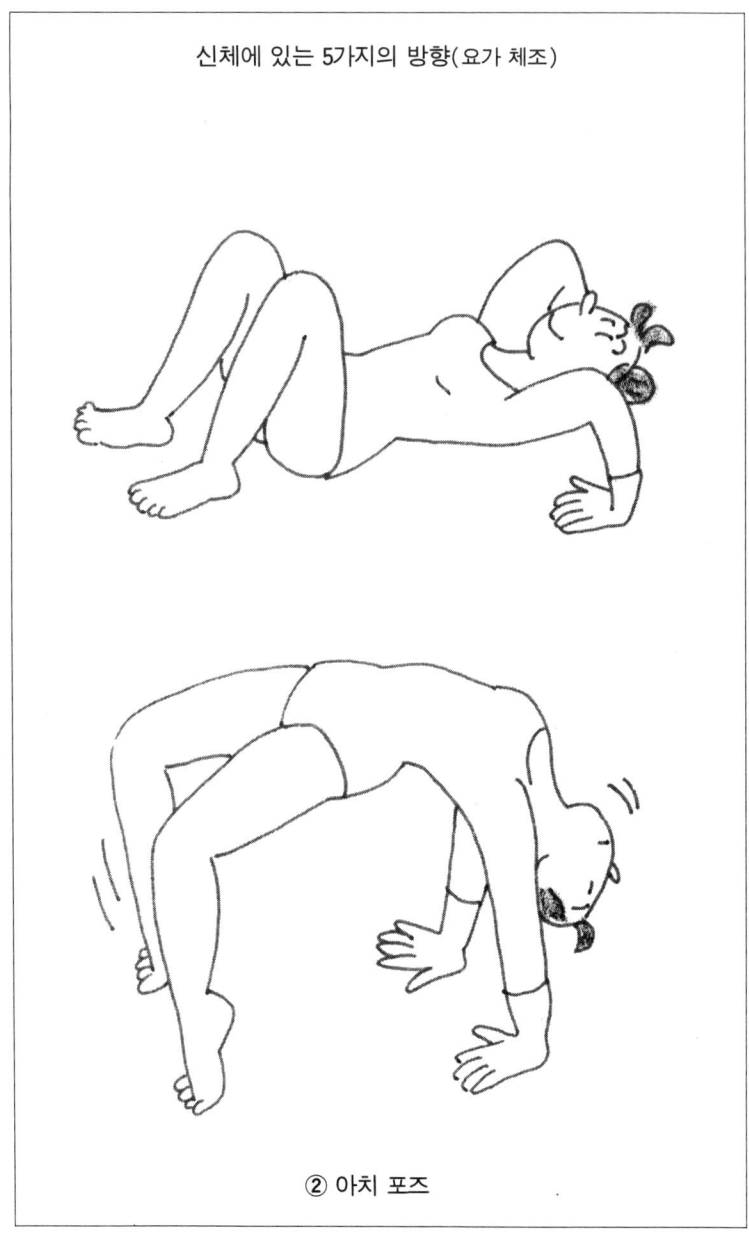

제4장 / 이렇게 하면 울병은 반드시 좋아진다 · 177

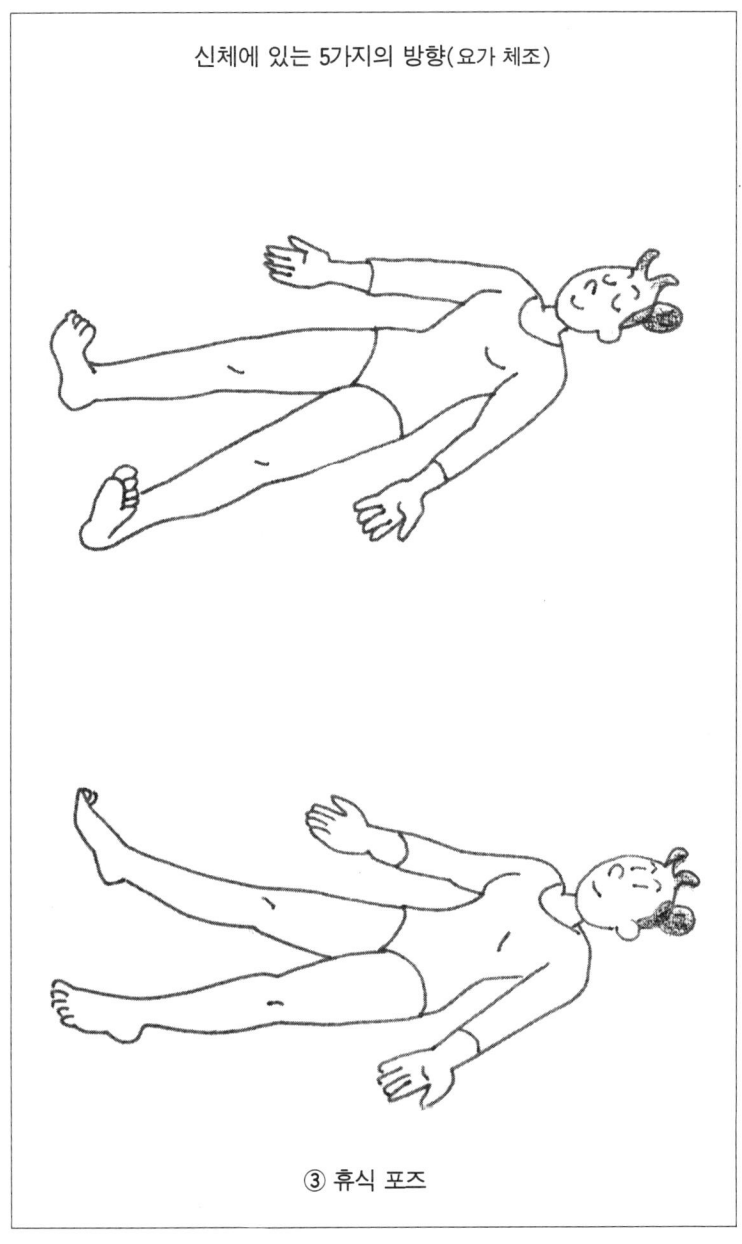

신체에 있는 5가지의 방향 (요가 체조)

③ 휴식 포즈

확실히 잠이 깰 수 있는 경우에는 생략해도 상관없지만 신체의 잠을 확실히 깨우기 위해서는 유효하다.

① **코브라의 포즈** — 엎드린 자세

1. 이불 위에 엎드린 채 양손을 가슴 옆 부근에 대고 팔꿈치를 세워 옆구리에 붙이고 얼굴이나 턱을 바닥에 붙인다. →숨을 내쉰다.

2. 숨을 들이 마시면서 천천히 고개를 들어 올리면서 턱도 앞으로 내민다.

3. 팔을 완전히 뻗고 나서 숨을 들이마시면서 상반신을 젖힌다.

② **아치의 포즈** — 위를 바라보고 있는 자세

1. 똑바로 누워서 손을 양옆 바닥에 붙인다.

2. 양무릎을 세우고 양손을 거꾸로 해서 어깨 옆에 놓는다.

3. 숨을 들이 마시면서 몸을 조금 들어 올린다.

③ **쉬기 포즈** — 위를 바라보고 있는 자세.

1. ①②의 포즈가 끝나면 손발끝까지 충분히 펴서 단숨에 힘을 **뺀다**.

이상 3가지의 포즈이다. 이것은 기분 좋은 상쾌감을 낳기 위해서 실시하는 체조이므로 꼭 그대로 실시할 필요는 없다. 자신이 할 수 있는 범위에서 그쳐도 충분하다.

이 감각을 깨울 수 있는 체조가 끝나고 심신 모두 잠을 깰 수 있게 되면 산책하러 나간다.

그리고 돌아오고 나서 드디어 본격적인 아침 체조를 시작한다.

□ 아침 체조를 실시할 때의 주의 사항

S.I.S.식 아침 체조는 일종의 요가를 변형한 것이다. 이때 실시하게 될 요가는 신체를 자유롭게 움직일 수 있도록 가벼운 복장으로 임하되 특별한 유니폼이 필요한 것은 아니므로 츄리닝 등으로도 충분하다. 컬러플한 편이 기분이 밝아진다. 벨트나 브레지어 등 몸을 조르는 듯한 것은 푼다. 시계 등의 귀중품은 풀고, 양말도 벗어 둔다.

체조를 하기 위해서는 작은 공간만 있으면 어디서나 할 수 있지만 가능하면 조금 넓어서 마음 놓고 할 수 있는 장소가 더 좋을 것이다. 방바닥이나 마루도 상관없다. 통풍이 잘 되고 직사일광은 비치지 않는 장소가 최고이지만 너무 어렵게 생각하지 말고 기분상 릴렉스할 수 있는 장소라면 어디라도 괜찮다.

요가는 반드시 아침에 일어나서 30분 이상 지난 후 실시하는데 아침 산책 후에 실시할 경우에는 30분이 지나지 않아도 괜찮다. 아침 산책을 하지 않았을 경우는 반드시 30분 후에 실시한다.

본격적인 요가를 실시한 경우는 일어나고 나서 2시간 이상 간격을 두는 편이 효과적이지만 아침 체조에서 실시하고 있는 요가는 극히 기본적인 동작으로만 구성되어 있기 때문에 산책이 끝난 후 바로 실시해도 지장은 없다.

왜 일어나고 나서의 시간이 필요한가 하면 근육도 굳어 있고 신경도 깨어 있지 않기 때문이다. 그 때문에 육체적·신경적으로 충분히 잠이 깨고 나서 하는 쪽이 효과적이다.

요가에는 휴식을 취한다는 요소가 있어서 긴장된 마음이나 신체를 푸는 효과가 있다. 그 때문에 밤의 커리큘럼인 자율훈련법 전에도 아침 체조의 요가를 실시한다.

요가의 포즈는 인간의 기본적인 신체의 조정임과 동시에 일상 생활 속에서 별로 사용하지 않는 근육을 사용하도록 하고 있기 때문에 그렇게 함으로써 반대로 피로를 풀고 수면의 깊이를 늘릴 수 있다. 그리고 다음날, 상쾌한 기분으로 잠을 깨는 데 도움을 준다.

요가를 하고 잤을 때와 하지 않고 잤을 때는 다음날의 몸 움직임이 완전히 달라진다.

절대로 피해야 할 것은 먼저 식후 2시간 이내의 요가이다. 또한 생리통이 심한 날도 피해야 하며 생리가 시작된 직후도 좋지 않다.

생리중이나 임신중은 호르몬의 균형이 무너져 있기 때문에 요가를 함으로써 그 무너진 균형을 자극하여 쓸데없이 균형을 더욱 무너뜨릴 위험도 있기 때문이다. 또한 출산시는 체력을 소모하고 있게 되므로 신체에 강한 자극을 주는 것은 좋지 않다. 임신 중일 때는 거의 10개월까지 할 수 있다고 하지만 유산이나 조산의 위험이 있을 시기는 피하는 편이 무난하다.

목욕 직전이나 직후 30분 이내, 전염병에 걸렸을 때도 요가를 해서는 안 된다. 병이 있어서 병원에 다니고 있을 경우에는 의사의 지시에 따른다.

□ S.I.S.식 요가 5원칙

① 완전 포즈를 30초 이상 유지한다.

② 반드시 공복시에 실시한다. 포즈는 식후 2시간 이내에는 피해야 한다. 목욕 직전이나 직후 30분은 절대로 피한다.

③ 현재 울병, 자율신경실조증의 증상 외에 병에 걸려 있는 사람은 의사와 상담 후 실시한다.

④ 절대 무리를 하지 말고 천천히, 조용히, 자신이 할 수 있는 데까지 한다.

⑤ 긴장(요가의 포즈)과 이완(휴식 포즈)을 균형 있게 실시한다.

□ 아침 체조는 10개의 기본 포즈로 되어 있다

아침 체조는 10개의 기본 포즈로 구성되어 있다.

기본 포즈에는 10단계가 있는데 가능하면 모두 실시하는 게 좋다. 그러나 바쁠 때나 컨디션이 나쁠 때는 몇 가지 생략해도 상관없다.

①~③이라도 좋고 ⑥~⑧이라도 좋다. 다소 생략한다고 해도 하지 않는 것보다는 그나마 더 효과적인 방법이 될 수 있기 때문이다. 어떤 것을 했느냐 하는 것보다는 어느 정도 계속할 수 있었느냐가 중요해진다.

□ 먼저 준비 체조부터 시작하자

아침 산책에서 돌아오면 몸과 마음은 상당히 활기를 띠게 되

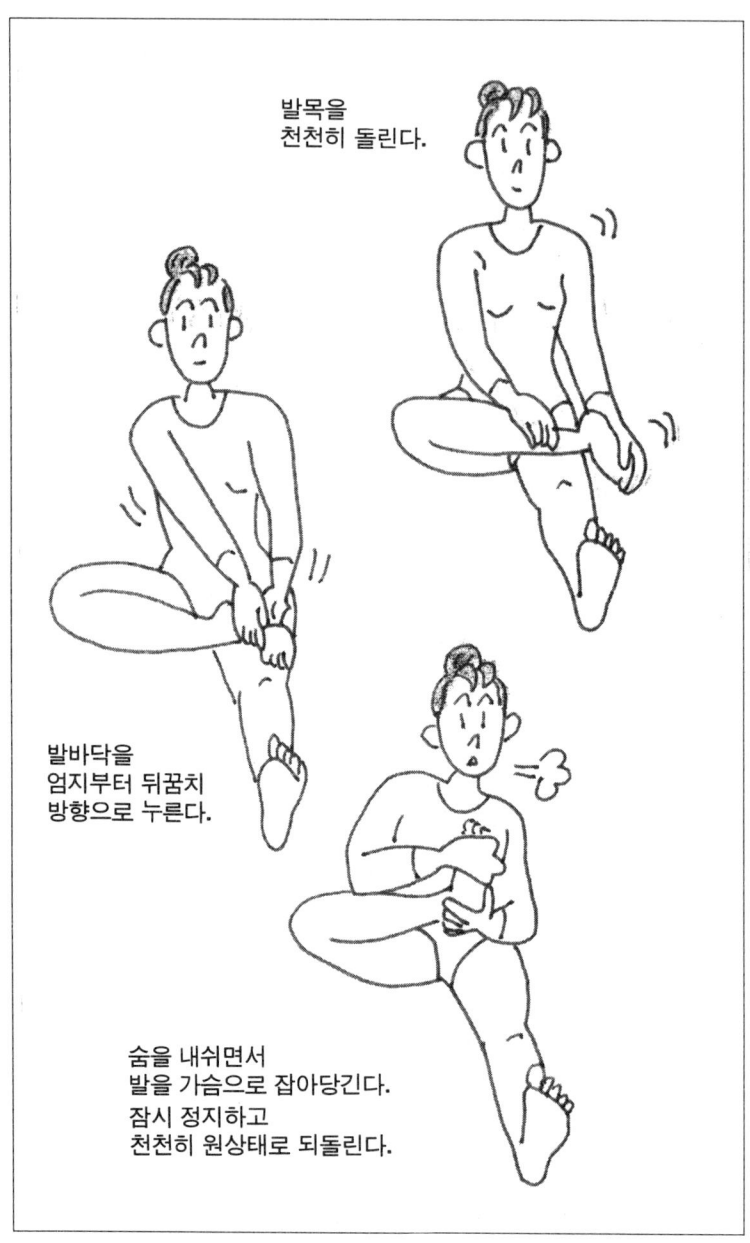

는데 그때 손발을 마음껏 뻗고 싶은 그런 기분이 든다고 한다.

하지만 아직 신체 어딘가에는 긴장이 남아 있기 때문에 먼저 그 긴장을 푸는 것부터 시작한다.

그것을 위해서 다음의 준비 체조를 실시해야 하는 것이다.

준비 운동은 긴장을 푸는 효과가 있어 본격적인 운동(체조) 전뿐만 아니라 업무중이나 공부중이라도 필요하다고 생각했을 때에 응용할 수 있다.

방법

① 다리를 앞으로 뻗고 앉는다.
② 왼발을 오른쪽 넙적다리 위에 얹고 천천히 발목을 돌린다.
③ 발바닥을 엄지로 발가락끝에서 뒤꿈치 방향으로 천천히 누른다.

위에서 아래로 5번 정도 실시한다.

④ 다음에 숨을 내쉬면서 한쪽 발을 양손으로 들고 가슴쪽으로 잡아 당긴다.

잠시 정지하고 천천히 원래의 위치로 되돌린다(좌우 교대로 한다).

⑤ 잠시 명상을 실시한다.

• 기본 포즈 ① 상체를 앞으로 뻗는다

포즈의 방법 〈호흡〉

① 무릎을 꿇고 앉아서 눈을 감고 1분 이상 명상한다. 조용히 눈을 뜬다. →자연 호흡.

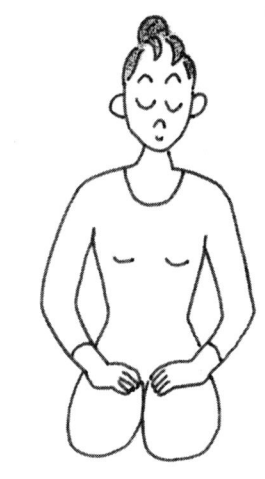

② 양손을 무릎 앞의 바닥에 짚고 천천히 코로 숨을 들이 마신다. 양손의 간격은 어깨넓이로 하고 팔꿈치는 편다. 얼굴은 정면을 향한다. →들이마신다.

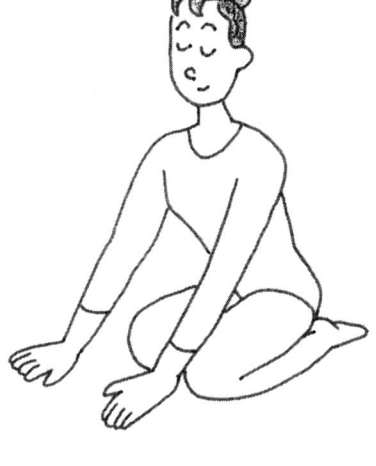

③ 숨을 내쉬면서 상체를 앞으로 뻗어 이마를 바닥에 대고 다시 숨을 완전히 내뱉고 30초간 정지한다.
④ 숨을 내쉬면서 천천히 원상태로 되돌려서 ①과 같은 상태로 한다. →들이마신다.

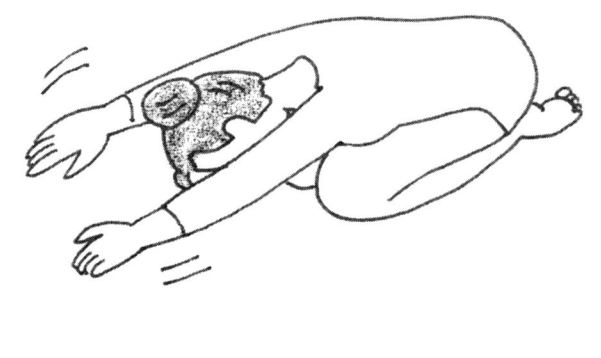

포인트

①의 명상 때 무(無)의 상태가 된다. 의식을 집중시키기 위해서 시선을 동작과 똑같이 한다.

③때 엉덩이가 올라가지 않도록 한다. 다만 처음에는 어쩔 수 없으므로 서서히 내리도록 한다. 2번 실시한다. 바쁜 사람은 완전 포즈를 1분간 계속해서 1번 실시한다.

효과

원래 네발로 걷고 있던 인간이 직립해서 두 발로 보행하게 되면 무거운 머리를 받치게 되므로 어깨가 결리는 것은 숙명적이다. 실내 사무업무가 많은 샐러리맨, 특히 직장 여성은 같은 자세를 계속 취하고 있기 때문에 어깨 결림이나 목결림이 일어나는 것이 당연하다. 어깨 결림이라고 해도 그 원인은 여러 가지가 있는데 그런 상태를 근육의 피로라고 할 수 있다.

또한 울병의 특징으로 아침에 잠을 깨도 기분이 나쁘고 오전중까지 그 기분이 계속되다가 저녁 무렵 조금 회복되므로써 하루 중에도 변동이 있지만 그런 사람일수록 잠을 깨면 곧 벌떡 일어나서 바닥 위에 앉아서 자연스럽게 명상에 들어가도록 해야 한다. 기분 전환이 되므로 반드시 실천하도록 한다.

● 기본 포즈 ② 상체를 좌우로 비튼다

포즈의 방법 〈호흡〉 →

① 무릎을 꿇고 앉아서 눈을 감고 1분 이상 명상한다. 기본 포즈 ①에서 ②로 연속해서 하는 경우는 마음속으로 열까지 센다. 조용히 눈을 뜬다. →자연호흡.

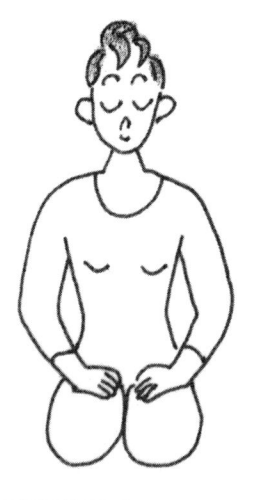

② 숨을 내쉬면서 손바닥을 앞으로 내밀면서 오른손을 위로 왼손을 밑으로 향하고 양손목을 모은다. → 내쉰다.

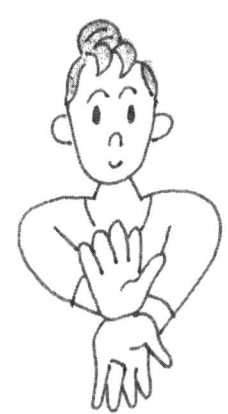

③ 손을 모은 채 왼쪽 무릎 옆의 바닥을 짚고 손을 내쉬면서 얼굴을 바로 위로 향한다. →들이마신다.

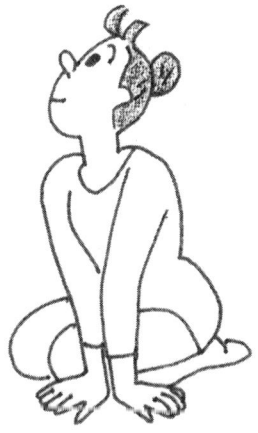

④ 숨을 내쉬면서 양손을 동시에 앞뒤로 뻗어 이마를 바닥에 대고 30초간 정지한다. →내쉰다.
⑤ 숨을 내쉬면서 천천히 원상태로 되돌려 ①과 같은 상태로 한다.

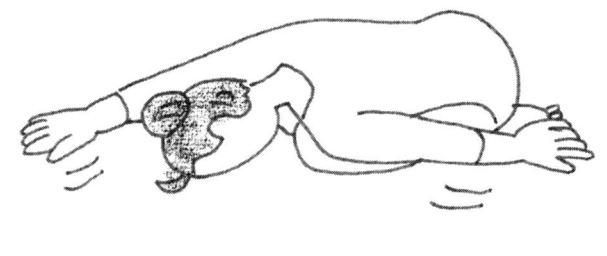

포인트
②때는 몸 정면에서 손을 모은다.
④때는 오른손과 왼손이 일직선이 되도록 한다.
④때 엉덩이가 올라가지 않도록 한다. 좌우로 번갈아 가면서 실시한다.

효과
일상생활에 있어서 '비틀다'라는 동작은 거의 없다. 이 '비틀다'라는 움직임은 내장에 직접 자극을 준다.
만성 변비, 설사에 특히 효과가 있는 포즈이다. 그 외에 목·어깨의 결림을 완화시키거나 팔의 저림·마비·떨림을 치유하는 효용이 있다.

주의해 주기 바라는 것은 비틀기 어려운 쪽을 중점적으로 실시하는 것이다. 오른쪽을 하면 왼쪽이라는 식으로 교대로 하면서, 서투른 쪽을 1번 더 많이 하거나 하는 것도 중요하다.

또한 울병으로 인한 자율신경의 불안정에서 척추에서부터 목뼈 등으로 척추골 옆에 울혈이 일어나지만 이 운동으로 인해 증상을 억제할 수 있는 것이다.

● 기본 포즈 ③ 상체를 벌린다

포즈 방법 〈호흡〉→

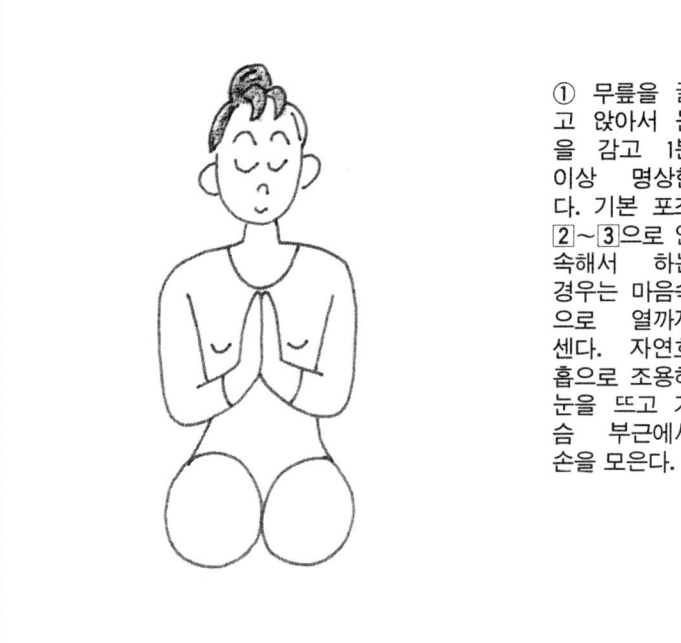

① 무릎을 꿇고 앉아서 눈을 감고 1분 이상 명상한다. 기본 포즈 ②~③으로 연속해서 하는 경우는 마음속으로 열까지 센다. 자연호흡으로 조용히 눈을 뜨고 가슴 부근에서 손을 모은다.

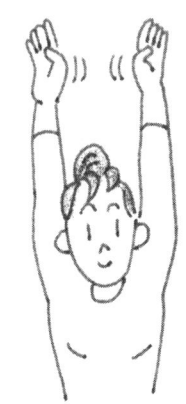 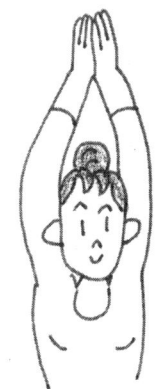

③ 숨을 멈추고 올린 손을 어깨 넓이로 벌리고 엄지부터 1개씩 접어서 주먹을 만든다. →숨을 멈춘다.

② 숨을 들이마시면서 모아진 손을 똑바로 올려간다.

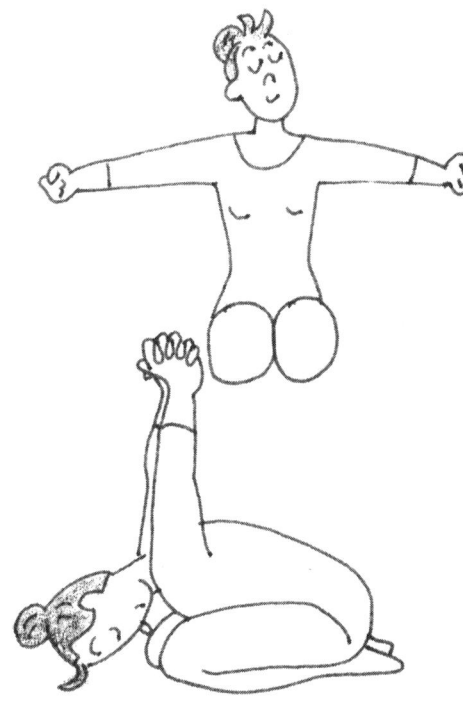

④ 주먹을 만든 채 팔과 어깨와 수평이 될 때까지 벌리고 목과 양팔을 뒤로 젖혀서 일단 정지한다. →숨을 멈춘다.

⑤ 숨을 내쉬면서 상체를 앞으로 쓰러뜨려 가면서 이마를 바닥에 댄다. 팔은 뒤로 돌려서 양손을 깍지를 껴서 높이 올리고 30초간 정지한다.

⑥ 숨을 들이마시면서 상체를 일으키고 가슴 부근에서 손을 모으고 ①과 같은 상태로 한다. →들이마신다.

포인트

②에서 양팔을 다 올렸을 때 양쪽 귀를 사이에 낀 모습이 되도록 한다. 3회~5회 실시한다.

효과

두통을 가진 사람의 대부분은 긴장이나 스트레스가 관여하고 있다. 이 포즈는 그런 두통에 대해서 효과가 있다. 울병 환자는 자율신경을 불안정하지만 상체를 벌림으로써 내장을 끌어 올리기 때문에 자율신경이 진정시키는데 효과가 있다. 시시한 일이 걱정되어 초조할 때에 유효하다. 크게 마음껏 손을 벌림으로써 이 포즈의 효과는 완전히 발휘된다. 또한 각성 작용이 있기 때문에 어쩐지 머리가 멍하다고 했을 때에 효과를 발휘한다. 특히 3회~5회 정도 실시해야 효과가 크다.

• 기본 포즈 [4] 상체를 뒤로 구부린다

포즈 방법〈호흡〉→

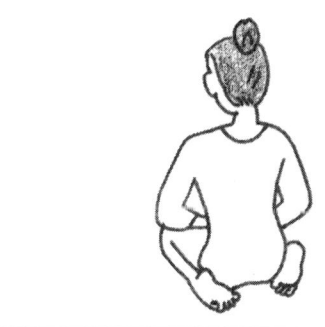

① 무릎을 꿇고 앉되 무릎 사이를 벌리고 엉덩이가 바닥에 닿도록 않는다. 혹은 가능하다면 그냥 무릎을 꿇고 앉은 자세라도 좋다.

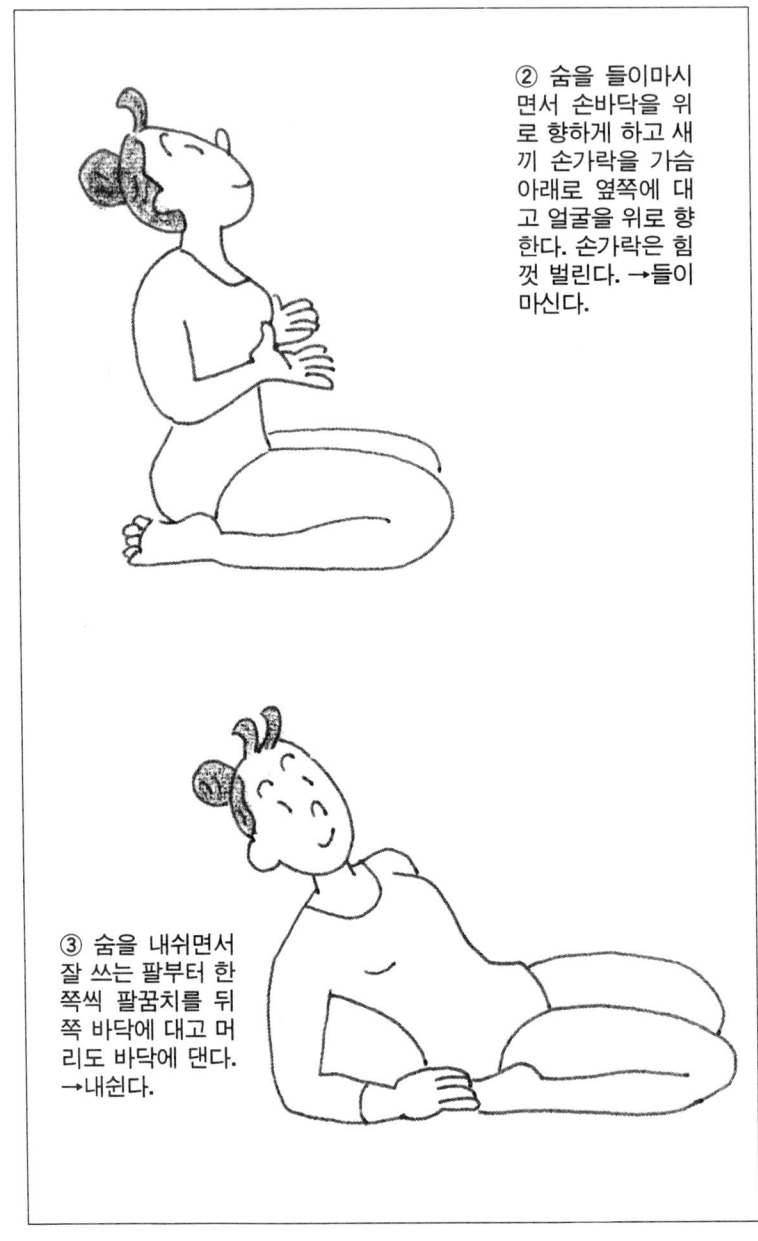

④ 양팔꿈치의 힘으로 가슴을 들어올린 자세에서 가슴 부근에서 손을 모으고 일단 정지한다.
⑤ 어깨 등을 바닥에 대고 손바닥을 위로 향해 몸 옆에 놓고 1분간 정지한다. →자연 호흡.

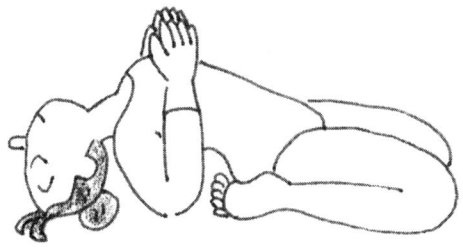

⑥ 오른쪽, 왼쪽의 발을 뻗고 그대로 다음 기본 포즈 5로 옮긴다.

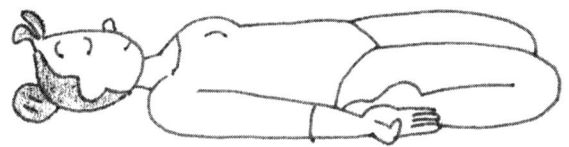

포인트

②때 시선은 바로 위를 본다. 턱은 쑥 내밀고 손가락을 힘을 준다. 양무릎이 바닥에서 떨어지지 않도록 한다.

⑤때 등이 바닥에서 찰싹 달라붙는 것이 이상적이지만 떠도 상관없다. 효과가 확실하게 느껴지는 사람은 ⑤에서 1분 이상 정지한다. 2번 실시하다.

효과

②에서 손가락 끝에 힘을 줌으로써 간뇌에 자극이 전달되어 우울 상태나 불안을 없애고 마음을 안정시킨다. 인간의 허리뼈는 곧지 않다. 반드시 S자로 구부러져 있다. 그것이 중력에 대해 직각으로 되어 있어 거기에서 벗어나면 당연히 허리가 아프게 된다.

따라서 허리에 통증이 있는 사람은 등골에 변형이 있거나 허리뼈가 구부러져 있다. 그것을 교정하는 데에는 기본 포즈 4가 최적의 포즈이다. 이 포즈는 요통과 함께 치질에도 효과가 있기 때문에 장시간 앉아서만 있는 사람에게는 안성마춤이라고 할 수 있다. 3분간 실시하면 효과적이다.

• 기본 포즈 5 휴식의 포즈

포즈의 방법 〈호흡〉 →

① 우선 똑바로 눕는다. 눈을 감고 양손은 몸 옆에서 20~30cm 떼어 손바닥을 위로 향한다. 양발은 30~45도의 폭으로 벌린다. →자연 호흡.

② 숨을 들이마시면서 양손, 양발을 바닥에서 20cm 정도 올려 숨을 멈추고 발끝, 무릎, 넓적다리, 허리, 가슴, 양손의 순으로 전신을 긴장시킨다. →들이마신다, 멈춘다.

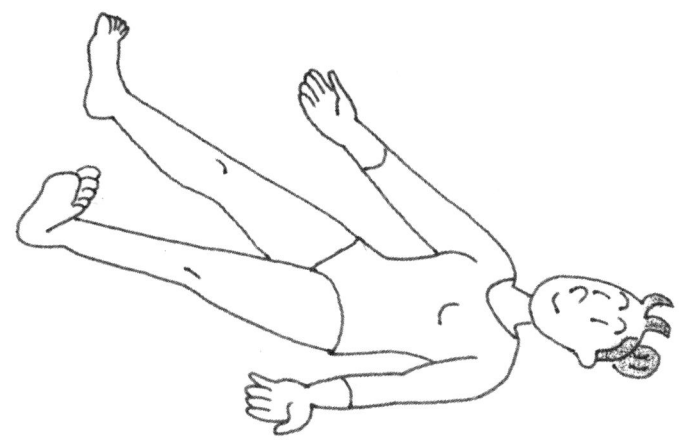

③ 숨을 내쉬면서 전신의 힘을 단숨에 빼서 전신을 완전히 이완시키고 눈은 가볍게 감고 입을 반쯤 벌려서 3~5분간 정지한다. →자연 호흡.

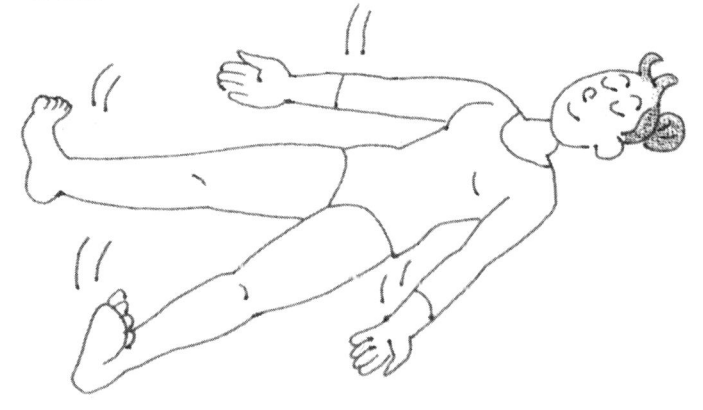

포인트

②에서 긴장시킬 때 의식을 심장에서 먼 부분부터 서서히 움직여 가도록 한다.

휴식의 포즈는 2회 실시하되 호흡은 가능한 한 천천히 실시하도록 한다.

효과

이 휴식의 포즈는 그 이름처럼 심신의 긴장을 풀어 전신의 신경과 근육을 완전히 휴식시킨다.

또한 긴장(교감신경)과 이완(부교감신경)의 균형을 유지하기 때문에 자율신경을 안정시킨다.

숙련되면 10분간에 2~3시간의 수면에 필적한다고 하며 30분에 하룻밤 정도의 수면의 가치가 있는 것으로 알려졌다

즉 불면증에는 최적의 포즈이다.

릴랙스(relax), 이것도 병을 치료하는데 있어서의 중요한 요소이다.

이 포즈로 심신 모두 적당히 힘을 빼게 됨으로써 정신적 스트레스나 육체적 피로를 일소하도록 꼭 권한다.

각 포즈 후에 실시하면 그 포즈의 효과가 배증되기 때문에 시간이 있는 한 포즈 중간중간에 넣기 바란다.

• 기본 포즈 ⑥ 스키 타는 포즈

포즈의 방법 〈호흡〉 →

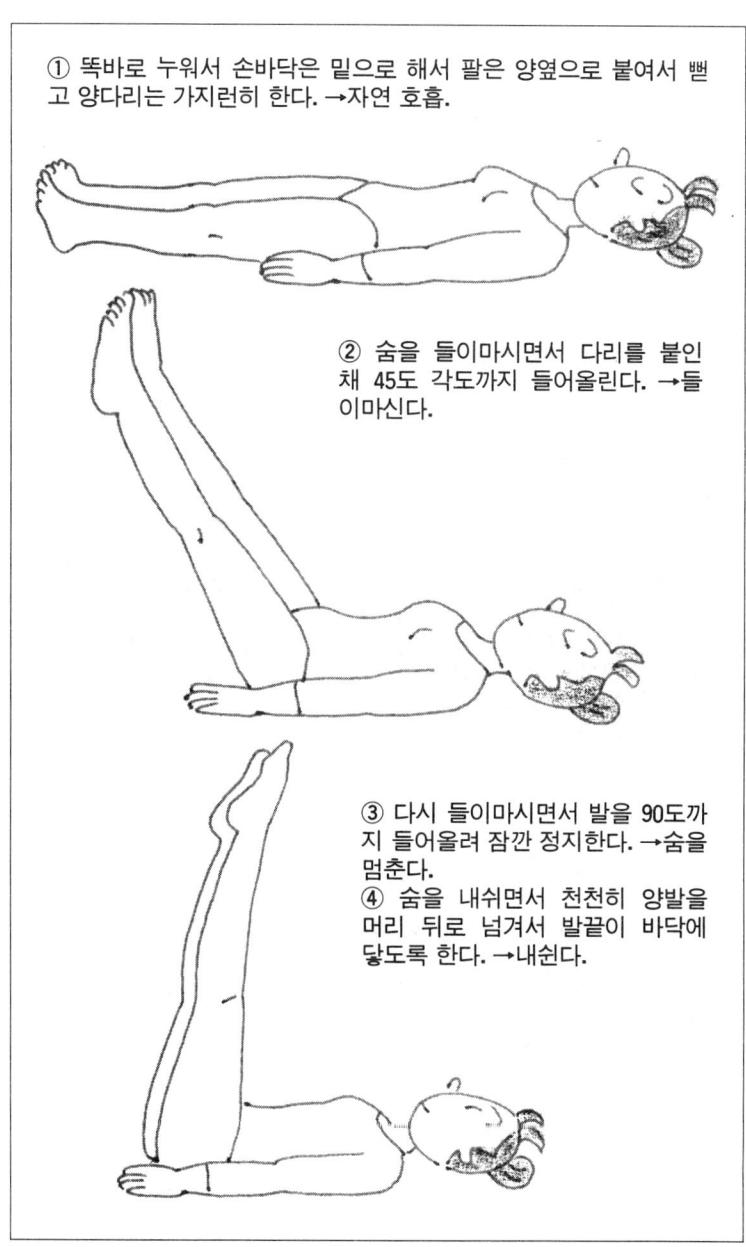

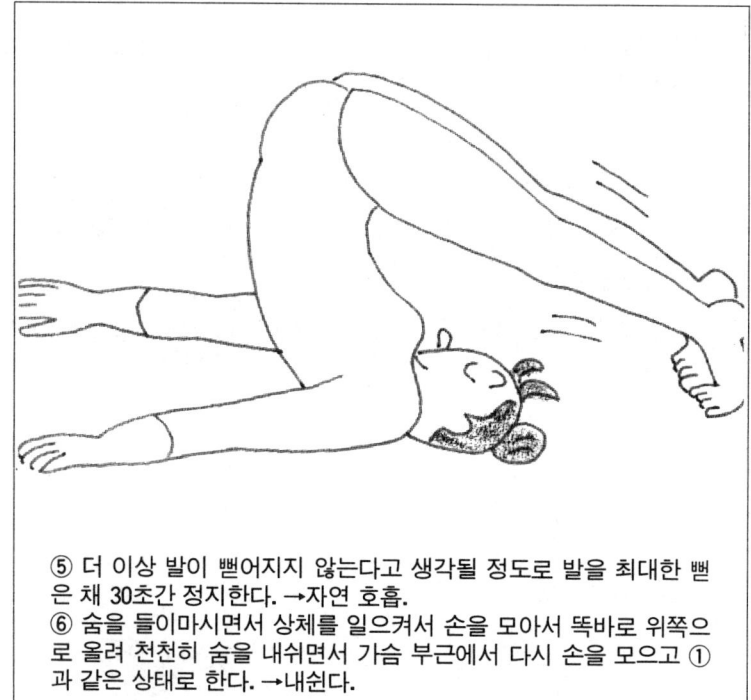

⑤ 더 이상 발이 뻗어지지 않는다고 생각될 정도로 발을 최대한 뻗은 채 30초간 정지한다. →자연 호흡.
⑥ 숨을 들이마시면서 상체를 일으켜서 손을 모아서 똑바로 위쪽으로 올려 천천히 숨을 내쉬면서 가슴 부근에서 다시 손을 모으고 ①과 같은 상태로 한다. →내쉰다.

포인트

몸이 딱딱해서 발끝이 바닥에 닿지 않는 사람은 절대 무리하지 말고 할 수 있는 데까지 포즈를 유지한다.

⑤때 무릎이 구부러지지 않도록 한다. 이 스키 타는 포즈는 2번 실시하되 포즈 후에는 반드시 휴식(30초) 시간을 넣는다.

※ 고혈압, 심장질환, 갑상선 기능항진증, 급성비염, 생리통이 심한 사람은 절대로 피한다.

효과

신경 조직이 전체적으로 강해지기 때문에 전신 각부에 그 효과를 인정할 수 있다. 피부를 윤기나게 하고 체형을 가다듬고 군살을 제거하는 등 미용적 효과 또한 크다. 혈액순환도 좋아지므로 신진대사를 높임으로써 전신에 활력을 불어 넣는다. 그 때문에 기력이 충실하고 에너지가 충만한 움직임을 할 수 있게 된다. 내장기관의 마사지 효과도 높기 때문에 기능 저하에 도움이 된다.

•기본 포즈 7 코브라 포즈

포즈 방법 〈호흡〉→

① 엎드려 누워서 팔은 몸의 선을 따라 뻗고 손바닥을 위로 한다.
→자연 호흡.

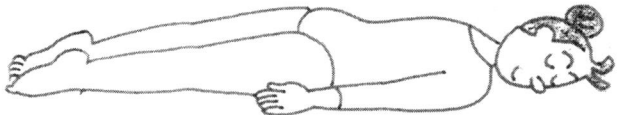

② 양손의 손바닥을 가슴 옆 부근의 바닥에 짚고 팔꿈치는 세워서 옆구리에 붙이고 이마나 턱을 바닥에 대고 숨을 내쉰다(손가락 끝은 벌린다). →내쉰다.

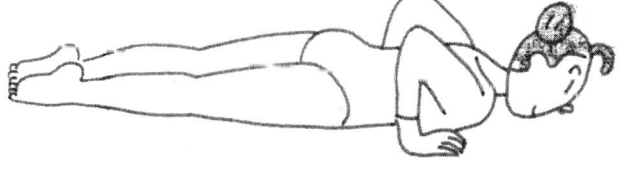

③ 숨을 들이마시면서 천천히 머리를 들어 올려서 턱을 앞으로 내밀고 머리를 뒤로 젖힌다. →들이마신다.

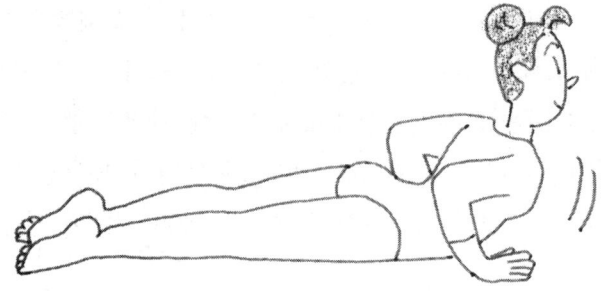

④ 다음에 천천히 가슴을 바닥에서 올리고 등의 힘과 양손의 힘으로 더욱 상체를 일으키면서 바로 위의 한점을 응시하고 의식을 허리에 집중시킨다. →더욱 들이마신다.

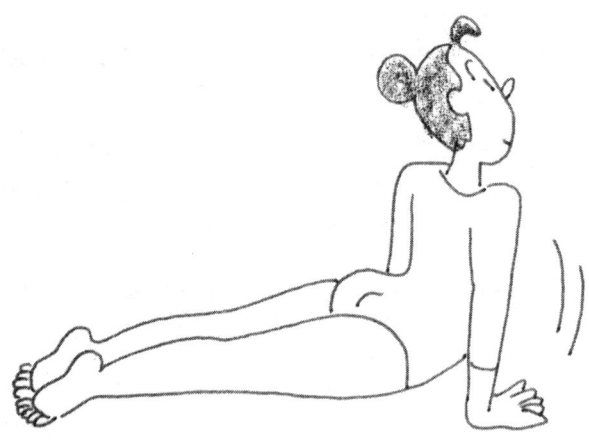

⑤ 30초간 정지한 후 숨을 내쉬면서 천천히 원래의 엎드림 자세로 되돌려서 휴식을 취한다. →정지시, 자연호흡.

포인트
상체를 일으킬 때는 한꺼번에 일으키는 것이 아니고 서서히 커브를 그리듯이 한다. 이 코브라 포즈를 2번 실시한다.
※ 갑상선 기능항진증, 심장질환이 있는 사람은 피한다.

효과
이 포즈는 상체를 젖힘으로써 목뼈, 가슴뼈, 허리뼈, 발끝까지 자극이 전해지지만 먼저 목뼈를 자극함으로써 어깨 결림, 편두통을 막고, 가슴뼈를 자극함으로써 권태감을 제거하고 소화불량에도 효과적이다.
또한 허리뼈를 자극함으로써 허리뼈의 비뚤어짐 교정에는 안성마춤이라고 할 수 있다. 이 코브라 포즈는 뒤로 젖히는 포즈로써 가장 일반적인 것이므로 매일 매일하는 프로그램 속에 짜 넣기 바란다.

● 기본 포즈 8 낙타 포즈

포즈의 방법 〈호흡〉→

① 무릎을 세우고 양 손을 허리에 짚는다.
→자연 호흡

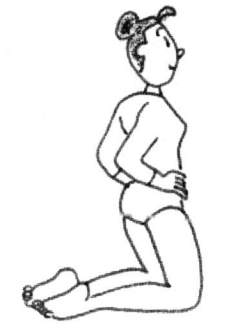

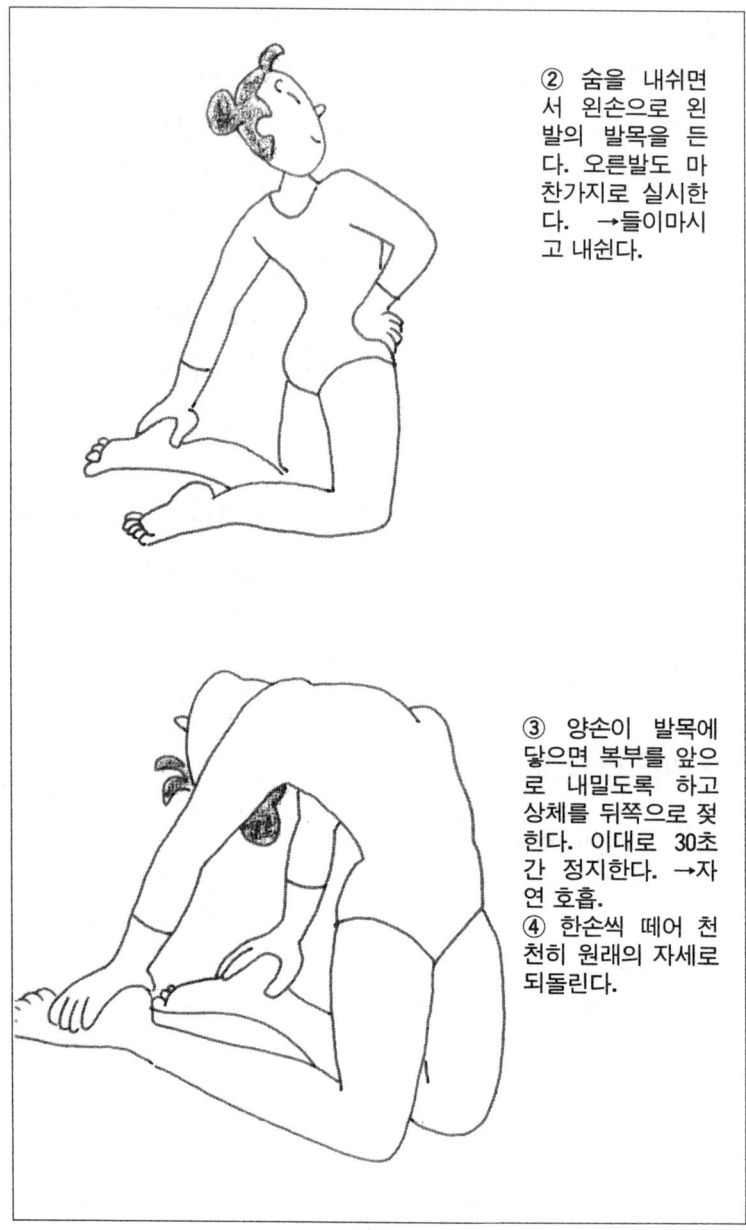

② 숨을 내쉬면서 왼손으로 왼발의 발목을 든다. 오른발도 마찬가지로 실시한다. →들이마시고 내쉰다.

③ 양손이 발목에 닿으면 복부를 앞으로 내밀도록 하고 상체를 뒤쪽으로 젖힌다. 이대로 30초간 정지한다. →자연 호흡.
④ 한손씩 떼어 천천히 원래의 자세로 되돌린다.

포인트

②에서 젖힐 때는 복부를 앞으로 내밀도록 해서 천천히 젖힌다. 이 낙타 포즈를 2번 실시한다.

효과

앞으로 웅크린 자세가 되기 쉬운 현대인에게 있어서는 필수적인 포즈라고 할 수 있다. 또한 이 포즈는 허리뼈를 3~5번을 자극할 수 있어 골반을 교정하고 새우등이나 등뼈의 비뚤어짐도 고친다.

더욱이 포즈가 완성된 상태를 유지할 때 복부에 의식을 집중시켜서 복부의 모든 장기를 자극하기 때문에 내장 여러 기관의 작용을 활성화한다. 가슴이 크게 벌어져서 호흡이 깊어져 복부에 모여 있는 자율 신경을 안정시키기 때문에 자율신경실조증의 사람이나 울병에 걸린 사람에게는 유효하다.

● 기본 포즈 ⑨ 활 포즈

포즈의 방법 〈호흡〉 →

① 엎드려 눕는다.
② 턱을 바닥에 대고 양발을 八자 모양으로 벌리고 양손으로 양발목을 잡는다. → 자연 호흡.

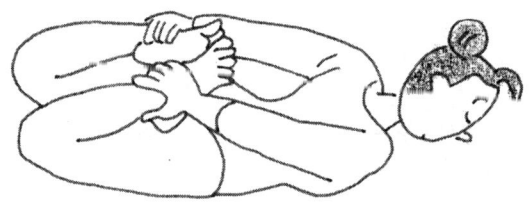

③ 천천히 숨을 들이마시면서 팔을 잡아 당기듯이 해서 머리와 무릎을 동시에 올려 몸을 젖힌다. →들이마신다.

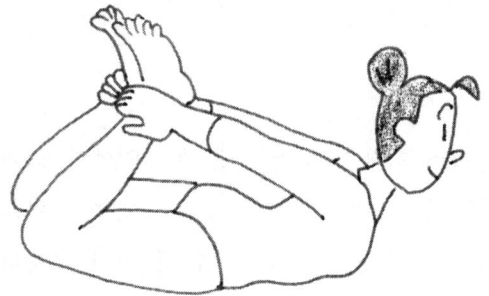

④ 활처럼 몸을 휘어 30초간 정지한다. →자연 호흡.

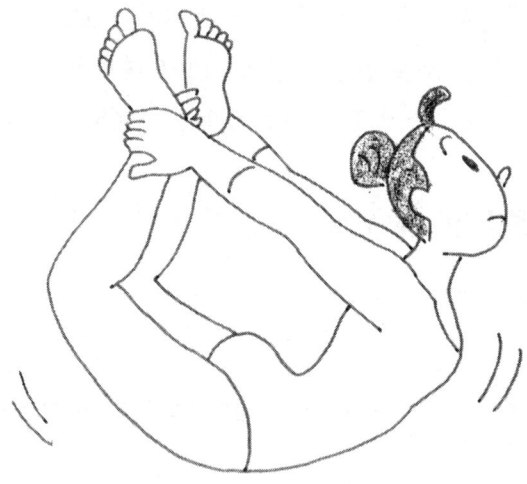

⑤ 숨을 내쉬면서 조용히 ②의 자세로 돌아간 후 손을 떼고 잠시 휴식한다. →내쉰다.

포인트

완성 포즈에서 원자세로 돌아갈 때 갑자기 하지 말고 천천히 되돌린다. 할 수 없는 사람은 한 발씩 실시한다.

살이 찐 사람이나 내장이 하수(下垂)된 사람은 앞뒤로 동그랗게 구르면 내장을 강화할 수 있어 효과적이다.

2번 실시한다.

효과

요가의 포즈에는 몸을 젖히는 것이 많다. 그 중에서도 활의 포즈는 '젖힘'이라는 점에서 그 대표적이라고 할 수 있다.

활 포즈의 효과로써는 먼저 내장의 강화라는 점을 들 수 있다. 목이나 어깨, 팔, 가슴, 허리를 자극해서 자율 신경을 안정시킴으로써 각 내장기관의 기능이 강화되고 활성화되는 것이다.

내장 기관의 기능 강화, 활성화는 육체면뿐 아니라 정신의 안정으로는 이어진다.

현대인의 정신적 스트레스는 신체 증상이 되어 나타난다. 예를 들면 위장 장애와 같은 것이다. 더욱이 그것은 정신적 스트레스를 조장해서 점점 더 위장의 상태를 악화시킨다.

이 악순환을 끊는 것이 내장 기관의 기능을 강화시키는 효과가 있는 포즈인데 그것이 바로 활 포즈이다.

• 기본 포즈 ⑩ 아치 포즈

포즈의 방법 〈호흡〉→

① 똑바로 눕는다. 팔을 양옆구리에 붙이고 손바닥은 바닥에 붙인다.

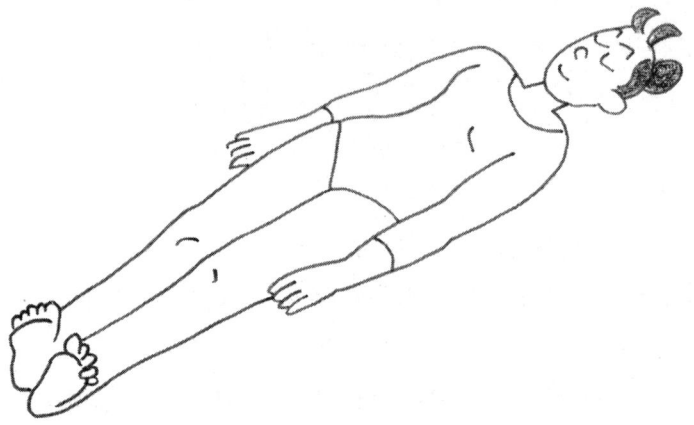

② 양무릎을 세우고 양손을 거꾸로 해서 어깨 옆에 놓는다. →자연호흡.

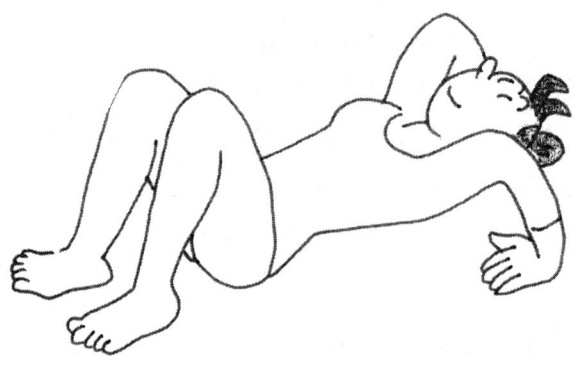

제4장 / 이렇게 하면 울병은 반드시 좋아진다 · 207

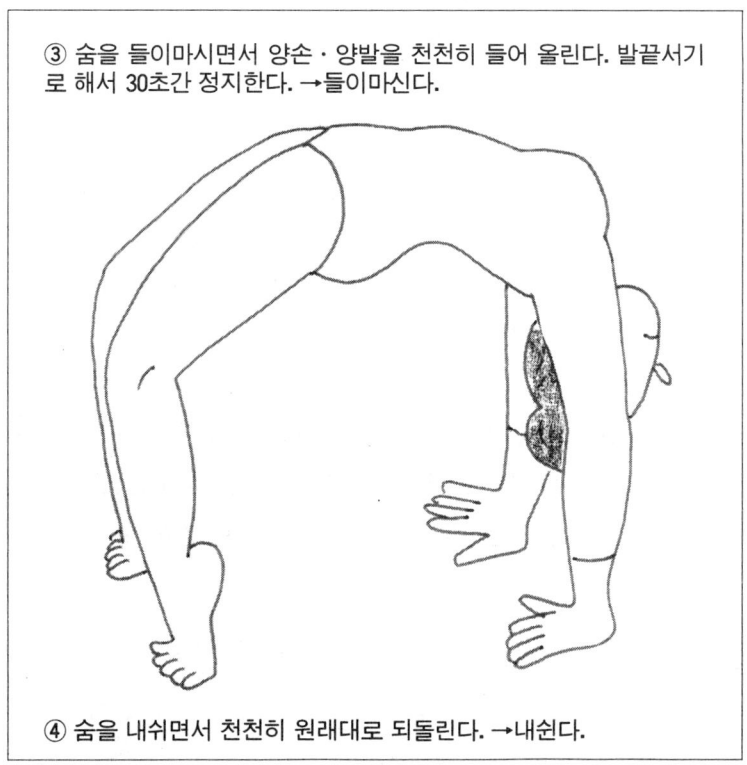

③ 숨을 들이마시면서 양손·양발을 천천히 들어 올린다. 발끝서기로 해서 30초간 정지한다. →들이마신다.

④ 숨을 내쉬면서 천천히 원래대로 되돌린다. →내쉰다.

포인트

③에서 허리를 들어올렸을 때 반드시 발끝서기로 있어야 하며 양발은 약간 엉덩이 쪽으로 잡아 당긴다.

이 아치 포즈를 3번 실시한다.

효과

언뜻 어려워 보이고 과격한 느낌이 드는 이 포즈는 신체적 효과도 있지만 정신적 효과도 매우 커서 심신증, 혹은 신경증

(노이로제) 등에 대한 효과가 탁월하다.

등뼈를 자극함으로써 자율 신경의 긴장과 이완의 균형을 유지해서 자율신경의 작용을 강화한다.

그 결과 부신피질 호르몬의 분비가 촉진되어 온몸의 혈액순환이 좋아져서 정신이 안정된다.

아치 포즈의 경우 자율 신경을 자극하는 뇌에 혈액이 보내지기 때문에 피로나 초조함을 제거해서 불면증에 효과적이다. 기본 포즈 5 (휴식 포즈)와 조합하면 효과는 더욱 커진다.

울병에 걸린 사람 뿐만 아니라 정신적인 장애나 불안 증세, 불면증 등으로 시달리는 경우에도 역시 큰 효과가 있으므로 기본 포즈 10가지를 응용해서 실시해 보는 것도 좋은 방법이다.

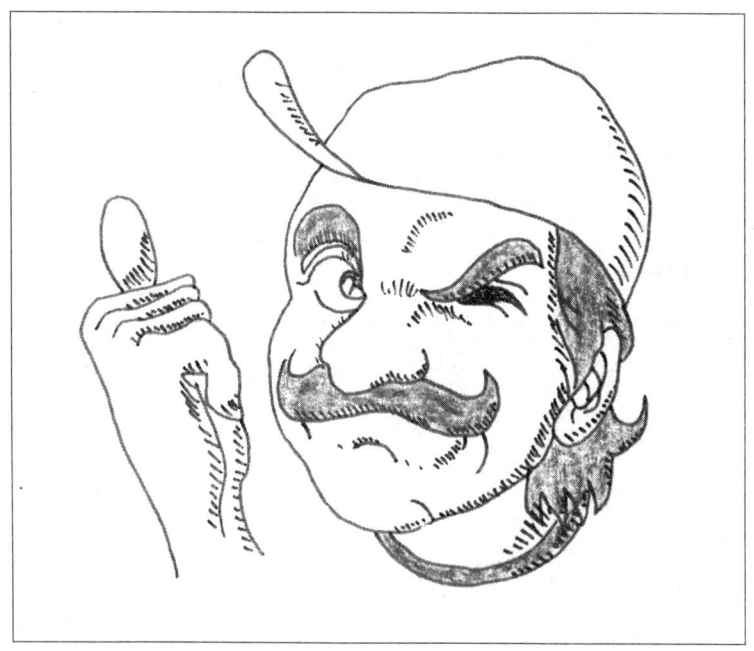

실천 ④

'맹세' 노트의 실천

□ **명확한 목적의식을 갖고 걸으면 인생이 생동감 넘친다**

아침 체조가 끝나면 몸과 마음이 모두 가벼워서 상쾌감으로 몸이 가뿐하게 느껴질 것이다.

아침 체조가 끝났으면 땀을 닦고 주위를 정리한다. 여름에는 샤워를 하면 상쾌하다. 그후 옷을 갈아 입고 자신의 방으로 돌아가서 마음을 진정시키고 나서 '맹세' 노트를 읽는다.

이 시간은 가능한 한 혼자가 되어 집중하도록 한다. 도중에서 전화가 와도 받지 않는다.

'맹세' 노트는 첫 페이지부터 읽는다.

'맹세' 노트에는 자신의 목적에 대한 서약을 쓴다. 이 목적이라는 것은 의외로 어려워서,

"당신은 지금 어떤 목적을 위해 살고 있습니까?"

라고 당돌한 질문을 받아도 명확하게 목적을 얘기할 수 있는 사람은 매우 적을 것이다. 그렇다고 해서 아무 목적도 없이 살

고 있는 것은 아니다. 뭔가는 있을 것이다. 그러나 그 뭔가가 막연해서 명확히 인식되고 있지 않는 상태이다. 그런 상태에 있어서는 목적을 향해 매진할 수 없다. 목적의 완수도 바랄 수 없을 것이다.

　울병이 되면 전혀 미래를 가질 수 없게 되므로 울병이 중증인 경우, 목적의식을 가지라고 해도 무리한 일이다. 그러나 상태가 가볍거나 회복기에는 상담하기에 따라서 달라질 수 있다. 만일 목적 의식을 가질 수 있게 되면 병은 그대로 회복될 것이다.

　이 목적은 가능한 한 가까운 시일 안에 달성이 가능한 것부터 시작하도록 한다. 여성이라면 가사를 돌보고 육아에 전념하면서 병을 치료한다. 남성이라면 일을 하면서 병을 치료한다는 것이 맨 처음의 목적이 될 것이다.

　그것을 성취할 수 있으면 그 다음엔 자격증을 딴다든가 학원을 다니는 등의 목적이 생긴다. 더욱이 집을 짓는다, 1억원을 모은다 등의 목적도 생길 것이다.

　사장이 되고 싶다고 한다면 우선은 과장이 되어야 하고 부장도 되어야 한다는 식으로 단계적인 목표가 생긴다. 1억원을 모은다고 하면 우선 백만원을 모으는 것부터 시작하여 다음에 천만원이라는 식으로 구체적인 목적이 생긴다.

　상당히 큰 목적이라도 그것을 구체적으로 세분화해 나가면 장기 목적을 단기 목적으로 바꿀 수 있다. 단기 목적이 점점 성취해 나가면 장기 목적도 달성할 수 있다.

　이렇게 목적을 확실히 응시하고 목적을 향해 매진하는 것이 필요하다.

먼저 '맹세' 노트에는 목적을 확실히 써 넣는다. 그리고 그것을 위해 무엇을 해야 할지도 써 넣는다. 그 목적을 달성하기 위해서 반드시 해야 할 일, 절대로 해서는 안 되는 일 등을 써 넣어 둔다.

그리고 자신이 몇번이나 실패한 일, 지킬 수 없었던 일 등의 부분에는 붉은 선이라도 그어 두고 3번 정도 반복해서 읽도록 한다.

□ 자신을 격려하고 의욕을 높이는 말을 써 둔다

목적이 무엇이든 목적 달성을 위해서 항상 자신을 격려해서 의욕을 높여 갈 필요가 있다. 그렇지 않으면 쉽게 좌절하게 된다. 인간이란 그렇게 강하지 않기 때문에 편안한 쪽으로 생각하게 되기 마련이다.

그래서 목적을 향해 매진하는 자신을 격려하는 말이나 의욕을 북돋는 말이 필요해진다. 그 때문에 '맹세' 노트에는 자신이 자신을 계몽할 수 있는 말을 열거한다.

이 말은 사람에 다라서 각양각색으로 모두 다르다. 따라서 견본이 되는 것은 아무 것도 없다고 해도 좋을 정도이다. 어쨌든 여러 가지 책이나 사람의 말 중에서 가장 감동적이었던 교훈 등을 쭉 적어 나간다.

나중에 쓰려고 생각하고 있으면 잊어 버리는 경우도 많기 때문에 가능한 한 시간이 있을 때마다 써 넣어 간다.

이렇게 해서 기회 있을 때마다 계속 써 나가다 보면 1개월이라도 상당한 페이지가 된다. 3개월 후에는 노트의 반 가까이가 될지도 모른다. 시작한 처음에는 생각나는 모든 말이 신선하게 느껴져 써 두고 싶은 말이 많겠지만 시간이 지나면 그것들을 엄선하여 기록하게 되는 능력도 생긴다.

그렇게 해서 3년 정도 지나면 노트는 가득 차게 될 것이다.

이 '맹세' 노트를 매일 아침, 첫 페이지부터 되읽는다. 그리고 목적을 세운 처음의 마음을 되살려서 목적을 확인하고 스스로를 분발시킨다. 목적을 달성하기 위해서 세운 맹세가 지켜지고 있지 않은 부분이 있다면 그 부분을 3번 되읽으면서 매일 아침 자기 스스로를 계발시켜 나간다.

이것은 일종의 자기 암시이기도 해서 명상법으로 이해를 해도 무방하다. 매일 아침 확인함으로써 자신의 잠재의식 속에 목표를 각인시켰으므로 의식하지 않더라도 자연히 목적을 향해 행동하게 된다.

□ 맹세 노트가 주는 효과의 실제

이런 '맹세' 노트의 효과는 울병에 걸린 사람, 울병이 되기 쉬운 성격의 사람한테는 매우 효과가 있다.

그 궤적을 다음에 소개하는 어떤 환자의 체험 일기를 요약하여 살펴보기로 한다.

□ 맹세 노트에 의한 단계적 개선 사례

◉ 1단계 : 3개월째 —— 온화한 마음

정신의 불안정으로 괴로워하고 있는 시기였으므로 평상심을 유지할 수 있는 내용의 말, 예를 들면,

"모든 게 무(無)라고 깨달으면 무서울 것이 없다."

"목적 의식을 가지면 자신의 페이스를 지킬 수 있다."

라는 글을 맹세 노트에 많이 썼었다.

산책 때 노트를 지참하고 하늘을 우러러 보다가 나도 모르게 눈물을 흘리면서 진지하게 '맹세'를 했던 일이 기억난다.

당시의 고통이 지금 이 글을 쓰면서 되살아 났다.

카운셀링에서 '감사'에 대한 지도를 받았고 그래서 나는 맹세 노트에 그런 내용을 썼었다.

가족에 대한 감사, 이것을 함으로써 상당히 마음이 침착해 졌다. 가족에 대한 견해가 달라진 것이다. 매우 안정된 온화한 마음을 가질 수 있게 되기 시작했다.

◉ 2단계 : 6개월째 —— 자기 내면의 응시

'말은 신중히 하고 경솔한 말은 하지 않는다', '겸허한 마음을 잊어서는 안 된다' 등 나 자신의 성격의 큰 결점, 작은 결점을 매우 많이 썼던 시기이다.

이 무렵은 마음이 조금 안정되고 나 스스로의 내면을 깊이 응시할 수 있게 되었다.

내 마음 속의 싫은 부분을 노트에 내뱉듯이 수없이 표현하였다. 스스로는 알고 있으면서 도저히 치료되지 않아 오랫동안 고생해 왔으므로 울병을 꼭 치료하고 싶다는 마음을 강하게 느

낄 수 있었다.

그리고 가족 한사람 한사람을 대하는 방법 등도 자세히 쓰게 되었다.

이 시기가 '맹세 노트' 중에서 가장 많은 부분을 차지하고 있다.

⊙ 3단계 : 9개월째 —— 강렬한 삶의 의욕

더욱 나 자신에 깊이 파고 들어가서 자세히 지시함으로써 자기 변혁을 시키려 하였다.

어쨌든 나 스스로를 엄격하게 관리했다. 그리고 남에게는 다정해지려고 노력하였고 또 그랬던 모습이 노트에 잘 나타나 있다.

"마이너스 심리일 때 마이너스 행동을 취하지 마라."

이 말은 상당히 스스로를 억제하지 않으면 할 수 없는 것이었지만 그때 내 마음을 단련시켜 준 말이다.

"사느냐 죽느냐, 하느냐 마느냐."

매우 강한 말이다. 이 시기는 매우 의욕이 넘치고 있었을 무렵이므로 매사에 진지하게 맞서려 하고 있던 용기가 느껴진다.

나 스스로를 가장 강렬한 삶의 현장 위에 올려 두고 분발하던 시기였다.

⊙ 4단계 : 12개월째 —— 적극적인 교제

이 무렵의 맹세 노트를 보면 타인과의 교제 방법에 있어 적극성이 느껴진다.

예를 들면,

"한사람 한사람한테 들은 얘기를 기억해 두었다가 그것을 말을 거는 계기로 삼는다."

등을 보면 그 마음이 확실히 느껴진다.

그 밖에 노트를 1권 준비해서 아무렇지 않게 얘기한 대화 속에서 그 사람의 정보를 기입하여 다음번 만났을 때 그것을 화제 삼아 이쪽에서 먼저 말을 걸도록 노력하고 있었다.

어떤 사람과도 구애받지 않고 얘기할 수 있게 되고 싶다는 강한 희망이 느껴진다.

그리고 그런 집단 속에서의 자신이라는 존재를 응시하고 있었다.

예를 들면 '타인의 일을 멋대로 판단하지 마라. 타인이야 어떻든 자신의 태도는 바꾸지 마라'와 같은 내용인데 남들의 얘기로 자신의 기분이 변화되지 않도록 자신을 잃지 말아야 한다는 마음의 표현이라고 생각된다.

◉ 5단계 : 1년 3개월째 ── 가족들에 대한 배려

서예 학원을 다니기 시작했는데 연습문 가운데,

"아무리 컨디션이 나빠도 사람을 감동시키는 글씨를 쓴다."

는 말을 골라서 서예를 익히는데 열중하였다.

또한 아이의 단점을 고치고 싶은데 그러기 위해서는 내가 어떤 태도를 취하면 좋을지, 그런 것을 자세히 기록하였다.

가족에 대해 큰 안목에서 바라보고 한사람 한사람을 어떻게 성장시켜 나갈까 등 가족 얘기가 이 시기에 많이 적혀 있다.

그리고 '자신의 의견을 항상 준비해 둔다', '발표할 용기를 가질 것' 등이라고 썼는데 그런 기회가 일찍 일어나기 모임이나 아이의 학교, 지역 모임 등에서 많아지기 시작했으므로 첨가해서 쓰고 있다. 그러한 글이 많아질수록 병으로부터 벗어나고 있다는 게 느껴진다.

◉ 6단계 : 1년 6개월째 ── 객관적인 마음가짐

이 시기는 우리 가족들이 내 친정에 놀러 갔던 무렵이다. 지금까지는 친정에 가는 일은 매우 기뻤지만 한편으론 시댁 식구들의 눈치를 살펴야 했으므로 다소 괴로움도 있었다. 그러나 이번에는 그저 홀가분한 마음으로 떠날 수 있었다.

"남에게 싫은 말을 듣거나 불쾌한 일을 당하거나 해도 그것으로 인해 기분 나빠하지 말자.."

어느 책에서 보고 맹세 노트에 적어 둔 글귀이다. 사람을 냉정하게 보는 습관을 들이는 데 매우 도움이 되었던 글이다.

◉ 7단계 : 1년 9개월째 ── 인격적 도야

노트에 쓰는 내용이 극단적으로 줄고 안정된 심경으로 생활에 충실한 시기였다.

'조용히, 따뜻하게, 백열등같이'라고 내 모습의 이상상을 쓰고 있다.

'일찍 일어나기 모임'에 있어서는 한 사람 한 사람을 존중해 주되, 자신은 한걸음 물러설 것 등, 이전의 이기적이었던 모습과는 상당히 다른 폭넓은 인격을 가지려고 노력하고 있는 나 자신을 볼 수 있다.

● 8단계 : 2년째 ─ 새로운 좋은 습성

"매사를 깊이 생각하고 곧 결론을 내리지 않는다."

이 말은 나의 평소의 행동을 보고 같은 모임에 든 회원 중의 한 사람이 해준 말이다.

덕분에 차분히 생각하고 그리고 생각하면서 행동하는 것이 이제는 새로운 습성이 된 것 같기도 하지만 그 말에 완전히 일치하려면 아직도 멀었다.

그래도 가끔 저지르는 실패도, 실패로만 끝내지 않고 좋은 방향으로 전환시키려고 애쓰는데 그러한 강한 끈기는 최근에 생겨난 새로운, 좋은 습성이 아닐까? 한다.

"길은 깨닫는 것이지 배우는 것이 아니다."
라는 말이 마음에 사무치는 요즘이다.

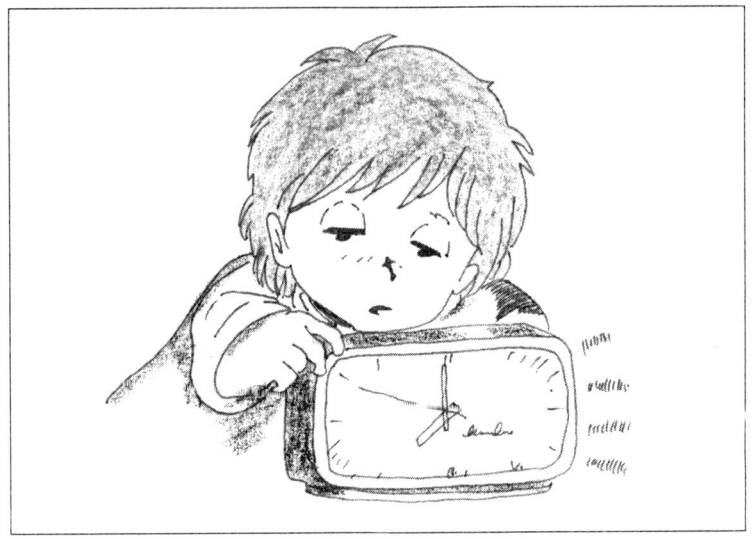

> 실천 ⑤
>
> # 체조와 S.I.S.식 자율훈련법

□ S.I.S.식 자율훈련법은 운동과 연결되기 때문에 누구나 마스터할 수 있다

실천④까지는 아침에 실시하는 S.I.S.식 커리큘럼이다. 반드시 아침에 실시한다. 실천⑤부터는 저녁에 실시하는 커리큘럼이 된다. 밤에 자기 전의 시간을 이용해서 실시한다.

샤워 후, 먼저 아침 체조와 같은 메뉴로 체조를 실시한다. 이 체조는 다음의 자율훈련법을 실시하기 위해서도 절대로 필요하고 하루동안 쌓인 신체와 마음의 긴장을 풀기 위해서도 필요하다. 또한 이 체조를 실시하면 잘 잘 수 있게 된다.

먼저 체조를 한 후에 S.I.S.식 자율훈련법을 실시한다.

자율훈련법이라고 하면 자율신경실조증이 있는 사람이 실시하는 훈련이라고 생각하고 있는 사람이 많은 것 같은데 그렇지 않다. 자율신경을 컨트롤함으로써 마음을 조절하는 훈련법이다. 그 때문에 울병에 걸린 사람에게 있어서도 효과가 있는 훈련법이라고 할 수 있다.

S.I.S.식이라고 해도 특수한 자율훈련법이 아니다. 정신 요법으로 임상 의학에서 쓰이고 있는 슐츠의 자율훈련법 중 암시1＝무거운 느낌, 암시2＝따스한 느낌만을 받아 들인 것이다.

원래 슐츠의 자율훈련법은 6단계까지 있지만 S.I.S.식은 2가지만으로도 충분하다.

자율훈련법의 가장 큰 목표는 의식 집중에 있다. 이 의식 집중을 할 수 있으면 치료 암시를 할 수 있게 된다. 치료 암시에 의해 의식을 컨트롤하는 것이 자율훈련법의 목적이므로 이것을 할 수 있으면 목적이 달성된 것이 된다.

왜 충분한가 하면 자율훈련법이란 정신 조정이 주요 목적이 되지만 정신 조정이라는 부분에 관해서는 명상이나 일기 요법, 카운셀링 등으로 충분히 조정해 갈 수 있기 때문에 자율훈련법에만 의지하지 않아도 되기 때문이다.

단, 이 2단계만으로 의식을 집중하기 위해서는 반드시 체조 후에 실시해야 한다. 체조를 하지 않고 자율훈련법만을 실시했다고 하면 별효과가 없다. 운동과 연계시킬 때에 효과가 나타난다고 말할 수 있다.

울병에 걸린 사람은 마음속으로만 생각하고 스스로를 고립 상태로 몰고 가기 때문에 병이 되어 버리지만 신체를 조금 움직인 후에 생각하면 마음의 움직임이 작아져서 울병 환자 특유의 증상이 감소된다.

이러한 원리하에 신체를 움직이는 체생신경(體生神經)의 운동을 한 후에 마음을 움직이도록 하는 자율훈련을 실시하는 것이 바로 S.I.S.식 자율훈련법이다.

  자율훈련법을 실시하기 전에는 반드시 운동을 해서 체생신경을 조정한 후 하는 것이 원칙이 된다. 보통은 1일 3회, 아침·점심·밤에 실시하도록 되어 있지만 울병 대책으로써는 밤 1회만을 커리큘럼에 짜 넣고 있다. 요는 회수의 문제가 아니라 끈기있게 계속하는 것이다. 하루에 몇번 해도 상관없지만 할 때마다 운동과 연계시키는 것이 필요하므로 바쁜 사람에게는 무리. 따라서 너무 무리하지 말고 매일 할 수 있는 범위에서 실시하도록 한다.

  가능한 한 조용하고 차분해질 수 있는 방에서 똑바로 눕는다. 조명은 너무 밝지 않는 편이 집중하기 쉬울 것이다. 의자를 사용하는 경우는 편하게 깊이 앉아서 전신의 근육을 가능한 한 이완시킬 수 있는 자세를 취한다. 먼저 머리속으로,

    "마음이 매우 침착하다."

라고 조용히 천천히 반복한다. 이것은 훈련의 기본적인 기분을 만들기 위해서 필요하므로 암시 1,2에 들어 가기 전에 외우도록 한다.

□ 암시 1 = 무거운 느낌

  '오른팔이 무겁다'라는 말을 마치 염불을 외우듯이 아무 생각도 하지 않도록 하고 외워 나간다. 이때 너무 의식하면 오히려 긴장해서 이완과는 반대로 긴장 상태가 되어 버린다.

  자율훈련법의 요령은 '팔을 무겁게 하고 싶다', '어떻게든

무거워지도록' 등이라고 생각하지 않는 것이다. 의식을 집중시키려고 생각하면 할수록 집중이 곤란해진다.

먼저 오른팔부터 시작하는데 그것을 할 수 있게 되면 왼팔, 오른쪽 다리, 왼쪽 다리 등으로 같은 감각이 전신에 퍼져 나가도록 연습을 거듭한다. 왼손잡이 사람은 왼쪽부터 먼저 실시한다. 따라서 왼팔부터 시작한다. 시간은 처음은 5분 정도로 충분. 연습이 진행됨에 따라서 시간도 늘려 간다.

무겁다는 느낌은 짐을 들었을 때와 같은 무게가 아니다. 어쩐지 나른한 것 같은 느낌이 든다고 생각되면 제대로 암시를 하고 있는 것이다. 이 암시를 하고 있는 사이에 졸리는 경우가 흔히 있다. 밤이면 그대로 자 버려도 상관없다. 연습을 거듭해 가는 사이에 점점 졸음이 온다.

□ 암시 2 = 따스한 느낌

'오른팔이 매우 따뜻하다'라는 의식을 암시1과 마찬가지로 진행시켜 나간다. 잘 되면 오른팔의 긴장이 풀려 혈액이 스무드하게 흐르는 듯이 생각된다. 오른팔을 마스터할 수 있으면 암시1과 마찬가지로 전신에 퍼져 나가게 한다.

암시 1과 2를 마스터하면 손가락 끝의 온도가 올라가고 있음을 깨달을 것이다. 따라서 암시의 말도 '오른팔이 매우 무겁고 따뜻하다'라는 식으로 하면 잘 된다.

> 실천 ⑥
>
> # S.I.S.식 명상법

□ 자신의 마음과 차분히 사귀어 본다

일찍 일어나기와 맹세, 아침 체조와 맹세 노트의 묵독이라는 아침의 커리큘럼은 마음의 조정과 신체의 조정을 조합하고 있다. 더욱이 밤의 커리큘럼은 체조, 자율훈련법, 명상, 일기 요법이라는 식으로 신체 조정과 마음의 조정이 균형있게 조립되어 있다.

마음의 치료, 신체의 치료라고 말했듯이 일방통행적인 치료가 아니라 마음과 몸의 양쪽을 함께 치료해 나가면 효과가 2배, 3배가 되는 것은 앞서 말한 대로이다.

마음과 몸이 같다고 해도 우선 신체쪽부터 들어가서 마음을 조정하는 편이 조정하기 쉽다는 얘기는 앞에서 말한 그대로이다. 그러나 그렇다고 해서 마음을 뒤로 미룬다는 얘기가 아니라 마음의 치료도 병행해서 실시하는 것이 중요하다.

그래서 밤의 커리큘럼 중에서 마음을 조절하기 위한 방법으로 독특한 명상법과 일기 요법이 채용되고 있다.

　이 마음 조정의 기본은 현재의 고통을 만들고 있는 '자아'라는 것의 정체를 확실히 파악하고 그런 자아로부터 달아나는 것이 아니라 바로 정면에서 부딪쳐 보는 데에 있다.

　자신의 증상은 도대체 무엇인가, 무엇이 원인이 되어 그런 증상이 일어나고 있는가를 스스로 차분히 생각해 보는 것이다. 그래도 생각할 수 있는 자아란 자신속의 극히 일부밖에 되지 않기 때문에 좀더 객관적으로 바라볼 수 있도록 자신의 주위부터 조사해 나간다.

　자신과 주위 사람이 어떤 식으로 관계되고 있었는지를 연대별로 회상해 가면 스스로도 전혀 깨닫지 못했던 사실을 깨닫게 된다. 사실은 살아 왔다고 생각하고 있었던 자신이 살려져 왔음을 깨닫고 그 깨달음으로 인해 감사가 싹트기 시작한다.

　그렇게 자신과 주위가 서로 관계해서 사는 사실을 자각할 수 있었다면 고독감으로부터 해방되어 그 해방적인 상태가 우울 상태나 불안을 없애고 마음을 안정시키게 된다.

　이것이 바로 마음을 치료하는 근원인 바, 그러기 위해서 명상 요법을 실시하는 것이다.

□ 타인에 대해서 자신은 어땠는지를 성찰한다

　이러한 명상법은 자신의 심리 내부를 들여다 본다고 해서 '내관법(內觀法)'이라고도 한다. 최근들어 미국이나 유럽, 이웃 일본 등지에서는 울병은 물론이거니와 등교 거부, 청소년

비행, 노이로제 등의 치료에 그 효과가 폭넓게 인정되고 있어서 주목을 받고 있는 치료법 중의 하나가 바로 이 명상법이다. 따라서 여러 가지 울병 대책으로도 채용되고 있다.

발상은 종교적 요소가 짙은 것이지만 고행이나 종교색을 제거해서 현재는 의술로써의 명상법 혹은 내관법(內觀法)이 사용되고 있다.

정신 수양으로 자기 집에서 훈련할 수도 있지만 모임을 구성해서 함께 하거나 좋은 훈련지도자(혹은 상담자)를 만나는 것도 한 방법이다.

명상법은 인격적 변화를 큰 특징으로 한다.

우선, 조용한 장소에서 편한 자세를 취하고 매일 자신의 부모, 형제, 배우자, 조부모, 친구의 순으로 다음 사항을 조사해 나간다.

① 신세 진 일
② 도움 받는 일
③ 폐를 끼친 일

이상의 사실을 객관적으로 조사한다.

그리고 타인에 대해서 자신이 어땠는지를 반복해서 성찰해 나간다.

성찰이란 introspection이라고 영역(英譯)되는데 그 의미 그대로 자신의 체험을 관찰해 가는 작업이다. 자신의 인생이라고 할까, 지금까지 살아온 태도나 감정에 대해서 확실한 자각을 갖는 것이다. 그것이 마음속으로부터의 탈출이 된다.

□ 효과를 의심하기에 앞서서 우선 10번 정도 실천해 본다

S.I.S.식 명상 요법에는 다음 2가지의 종류가 있다.

• 집중 명상 = 기도원이나 요양원 등에 1주일 정도 들어가서 실시한다. 아침 5시반부터 밤 9시까지 가부좌를 하고 성찰에 전념한다.

• 일상 명상 = 매일 2,3시간 정도 자기 집에서 혼자 실시한다.

일상 명상은 자기 혼자, 스스로의 의지력으로 하는 것이지만 통계자료에 따르면 모임을 구성하고 그 모임을 이끌 수 있는 지도자를 선택해서 함께 실시할 경우 효과가 높고 오래 지속할 수 있다고 한다.

또한 명상 요법을 실천한 사람들의 자료를 보면 그 시행 횟수가 10번 미만일 때와 11번 이상일 때 분명한 차이가 나타나고 있다고 한다. 따라서 효과가 없을까봐 의심하고 초조해 하기보다는 우선 10번만이라도 잠자코 해 보는 것이 좋다.

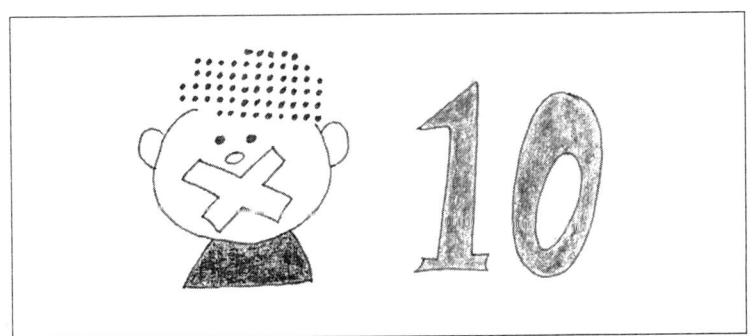

> **실천 ⑦**
>
> # S.I.S.식 일기 요법

□ 울병이 된 원인을 스스로 분석하는 작업

　울병은 성격적 요인이 발병과 큰 관계가 있다고 하니까 울병의 원인이 되고 있는 자신의 성격을 스스로 분석해서 어떻게 해서 개선해 나가느냐의 대책을 세울 수 있으며 재발의 예방은 충분히 가능해진다.
　가령 유전적인 소질을 갖고 있다고 해도 발병하지 않는 사람도 있기 때문에 자기 개혁으로 충분히 발병을 막을 수 있다. 이 자각을 환자 자신이나 주위 사람이 갖는 것이 우선 필요해진다.
　그러나 좀체로 이런 자각을 하기 어렵다. 마음이 병을 만들어 내고 있다는 인식은 있었다고 해도 그것은 바로 지식뿐이고 머리속으로 분석하고 있는데 불과하다. 몇번이나 반복했지만 울병에 걸리는 사람이란 지성적이고 분석력은 있어도 그것은 어디까지나 머리속 논리일 뿐, 그 때문에 좀처럼 본질적인 부분에까지 도달할 수 없다.

그러나 이번의 일기 요법에서만은 자신이 그 해결법을 찾아 스스로 납득해 나가야 하는 것으로 타인이 찾아 준다고 해도 그 단서가 되는 자료의 제출은 본인이 해야 한다.

이렇게 스스로가 자신을 찾고 타인에게 도움을 청할 수 있는 작업이 일기 요법이다.

□ 일기와 카운셀링으로 본심을 알 수 있다

실천⑧에서는 카운셀링에 의한 지도가 있지만 이 카운셀링이란 스스로 다 찾을 수 없는 자신을 타인에게 찾아 달라는 것이 된다. 그러나 인간이란 상대를 상당히 신뢰하지 않는 한 좀체로 마음을 열고 털어 놓으려고 하지 않는다.

그래서 마음속을 들여다보는 방법의 하나로써 일기 요법이 매우 유용한 것이다.

신뢰관계가 성립해 있어도 인간이 가진 허영이나 수치 등으로 인해 아무래도 말을 꾸미게 되거나 거짓말을 해 버린다. 솔직하게 감정을 말로 하는 것은 용기가 필요한 일로 가령 친자식이나 부부 관계라도 본심이라는 것은 좀체로 말할 수 없다.

그런데 그 본심을 모르면 그 사람의 병인(病因)이 되고 있는 정체를 확인할 수가 없다. 그 본심 부분에 병의 원인이 되는 요인이 숨겨져 있는 것일지도 모르고 사실 대부분의 경우는 그렇다.

매일 일기를 쓰고 있으면 어딘가에 본심이 나타난다. 본심이 나타나지 않는다고 해도 밖으로 나타나는 것과의 모순점을 분석해 나가면 무엇을 하고 싶어하는지 그 소재는 알 수 있다. 그 사람이 타인에게 보이고 싶지 않은 것, 숨기고 싶은 것이 무엇인지를 알면 그 부분을 정면으로 끌어냄으로써 자각시키는 가운데 개선해 나가는 것이 가능해진다.

□ S.I.S.식 일기 요법에는 쓰는 방법이 있다

지금까지 일기를 쓰는 습관이 없었던 사람에게 있어서는 상당히 곤란한 작업이 된다. 특히 '문학적 소양이 없기 때문에'라며 싫어하는 사람도 있지만 문학 작품을 쓰는 것이 아니므로 기교를 부리지 말고 솔직하게 생각한 대로를 문자로 써 나가는 것 뿐이다.

그래도 어떻게 써야 좋을지 모르는 사람이 많기 때문에 S.I.S.식 일기의 쓰는 방법에는 일정한 규칙을 정해 두기로 하였다.

우선 일기에 꼭 기입해야 할 사항은,
① 기상 시간.
② 취침 시간.
③ 아침 산책 후의 소감.
④ 아침 체조 후의 소감.
⑤ 명상으로 생각한 것.
⑥ 아침 · 점심 · 저녁으로 각각 나눠서 그때 증상에서 가장 괴로웠던 것, 혹은 구속을 받은 느낌 등, 가능한 한 다른 사람

에게는 말할 수 없는 부분을 써 나간다.

⑦ 상담자나 울병 체험자 등의 마음의 지도자와 자기 자신에게 관계되는 본심을 써 나간다.

말로는 할 수 없어도 쓸 수는 있다고 하지만 그래도 ⑦항의 내용은 사실 솔직하게는 쓰기 힘든 것이다.

그래도 이것은 치료이므로 거짓말을 써도 어쩔 수 없는 일이다.

그런 자신의 구속받는 느낌이 병이라는 상태를 불러 일으키고 있으므로 솔직하게 생각한 바를 쓰도록 노력해야 한다.

이렇게 해서 일기를 써 보면 자신이라는 것을 객관적으로 분석할 수 있게 된다.

상담자나 모임의 리더에게 찾아 달라고 할 필요도 없이 일기에 써 두면 자신의 변화를 잘 알 수 있다.

이렇게 일기를 쓰기 시작했다면 약 3개월 단위로 기간을 구분하므로써 자신의 병의 변화와 증상 파악, 방법의 개선 등에 대해서 확인할 수 있을 것이며 거기에서 적극적인 자신감도 생겨날 수 있게 된다.

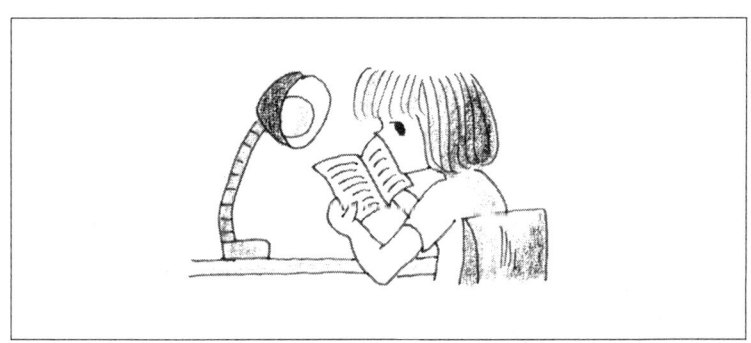

실천 ⑧

S.I.S.식 카운셀링

□ 정신 분석 요법에는 여러 가지가 있다

 정신분석법에는 여러 가지가 있다. 처음에 정신분석을 고안한 사람이 바로 유명한 프로이트이다. 프로이트의 정신분석이란 환자가 머리에 떠오르는 것을 뭐든지 말하게 한다. 그리고 연상을 넓혀 가서 그 연상의 실을 분석자가 어느 일정 법칙에 따라 풀어나감으로써 그 의미하는 바를 이해하고 병이 만들어진 과정을 찾아낸다는 것이다.
 그러나 프로이트의 정신분석요법은 마음이라는 것을 너무나 성충동 중심으로 생각한 점 때문에 반론을 당해서 정신분석학에서는 인간의 자아 그 자체에 관한 연구가 활발해졌다.
 다음에 활발하게 연구된 것은 에릭 반의 교감 분석이다.
 인간의 마음은 C라는 아이의 마음, P라는 부모의 마음, A라는 어른의 마음, 3가지가 있어 이 3개의 자신은 때에 따라서 나타나고 행동해 간다고 설명하고 있다. 이 3개의 자신과 타인이 어떻게 관계되어 나가는지를 분석하면 그 사람의 본연의 모습을 알 수 있다는 분석법이다.

P라는 부모의 마음이 커지면 불안이나 공포로 기우는 경향이 있어 신경증상이 나타나고 C라는 아이의 마음이 커지면 감정적인 경향을 보여 히스테리 증상을 볼 수 있다.

이 3개의 마음이 균형있게 치료됨으로써 심신의 건강을 얻을 수 있다는 것이 교감분석요법의 원리이다.

최근 가장 많은 것은 면접요법이라는 것이다. 이것은 정신분석요법도 포함하는 넓은 의미를 갖고 있지만 결국 카운셀링이다. 의사와 환자가 얼굴을 맞대고 대화를 함으로써 마음의 병을 찾아 치료해 나가려는 방법이다.

그 외 자기 암시를 이용해서 심신의 악순환을 끊는다는 방법도 있다.

신체 어느 부분의 사소한 이상에 구애되면서 그 구애 때문에 이상하게 민감해져서 아주 작은 이상에도 반응을 나타내고 또한 그 반응은 이변이 시작되기 전에 상황을 예기하고 이런 예기 불안이 반대로 신체를 이변의 상태로 몰아넣어 버린다. 즉 자기 암시가 자신에게 일정한 증상을 만들어 버리는 경우가 있다.

그러나 이변이 일어나도 동요되지 말고 일어난 그대로의 상태에 맡기고 있으면 증상은 빨리 사라져 버린다. 마음이 동요되면 그것이 공포가 되어 남게 되는데 이것을 끊기 위해서는 모든 것을 '있는 그대로' 받아들이는 편이 좋다는 것이 그 원리이다.

□ 모임을 통한 S.I.S.식 카운셀링과 자기 계발

　이와 같이 정신분석요법에는 여러 가지가 있지만 S.I.S.식 요법에서는 독자적인 '면접 카운셀링'의 부분이 있다.
　그러나 우리 나라의 경우, 현재 S.I.S.식 요법으로 울병에 관한 카운셀링을 해주고 있는 곳이 없으므로 다음에서는 S.I.S.식 울병 카운셀링에 관한 이론적 과정을 소개하기로 한다.
　또한 어차피 S.I.S.식 울병 요법 자체가 개인이 자기 스스로 할 수 있다는 특징을 가지고 있으니 카운셀링의 과정을 이 책을 통해 어느 정도 습득하게 될 경우 충분히 상담자 카운셀링 이상의 효과를 얻을 수 있을 것이다.
　아울러 S.I.S.식 울병 요법의 두번째 특징이 '일찍 일어나기 모임' 등으로 같은 환경에 처한 사람들끼리 일종의 치료 모임을 가져야 한다는 것이다.
　아침 산책과 체조, 명상 등으로 혼자서 할 수 있는 자연치료 법인 까닭에 자칫하면 도중에 그만두기 쉽다. 따라서 모임을 구성하게 되면 지속적인 치료를 할 수 있을 뿐만 아니라 울병이나 울상태에 있는 사람들 특유의 '고독감'으로부터도 벗어날 수 있어서 매우 효과적이다.
　이렇게 모임을 구성하였다면 모임의 구성원 중에서 사회적 경륜이 높고 울병에 관하여 해박한 지식을 가졌으며 증상이 거의 치료되어 완치 단계에 있는 사람을 리더 즉 지도자로 뽑는다. 아니면 평소 자주 가는 정신과 상담 의사들 가운데서 친분이 두터운 사람을 상담자로 선택하여 모임의 지도자로 한다.

이렇게 S.I.S.식 카운셀링 요법은 모임을 구성하고 그 지도자를 선택하여 모임을 중심으로 실천해 갈 수 있다.

그러면 다음은 S.I.S.식 울병 카운셀링에 관한 일반적 이론 과정을 소개하기로 한다.

☐ S.I.S.식 울병 카운셀링 방법

상담자나 모임의 지도자는 카운셀링을 받기 원하는 울병 환자에게 약 30분 정도, 자기 하고 싶은 얘기를 맘대로 하도록 내버려 둔다. 그렇게 30분을 경청한 후, 약 30분 가량은 환자가 30분간 했던 얘기와 S.I.S.식으로 쓴 일기를 토대로 조언을 한다.

일반적인 울병 카운셀링은 얘기가 주체가 되지만 S.I.S.식 요법의 경우, 맹세와 맹세 노트의 실천, 실천한 사항의 확인 등 행동 요법에 대한 소감을 토대로 하여 구성된다. 더욱이 울병 환자 자신의 소감은 모두 일기로 쓰여져 있기 때문에 그것들을 토대로 하여 분석해 나가면 그저 얘기만으로 카운셀링을 하는 것보다 좀더 정확하고 깊게 그 사람의 마음속으로 들어갈 수 있는 것이다.

S.I.S.식 카운셀링은 마음을 조정할 뿐만 아니라 일기의 소감을 바탕으로 신체의 조정도 할 수 있게 되는데 이 요법 특유의 '몸과 마음, 양면 작전'이란 게 이런 의미에서 더욱 유효한 것이라고 하겠다.

아침 산책과 체조 등으로 신체를 움직이게 한 후에 마음을 조정하고 그 결과에 대해 토론을 하고 조언을 한다. 스스로 실시한 행동의 결과에 대해 바로 카운셀링할 수 있으므로 일반적인 카운셀링에서 볼 수 있는 의존성이 없으면서 그 효과가 훨씬 높다고 하겠다.

정신분석의 효과란 매우 애매한 경우가 많아 대부분의 환자는 정신분석의 효과를 인정하고 있지 않는 경우가 많지만 S.I.S.식의 경우에는 자신의 행동 분석이 토대가 되어 진행되므로 스스로도 명확하게 자신을 분석할 수도 있고 직접적인 조언도 할 수 있게 되는 것이다.

이 S.I.S.식 카운셀링은 처음 10일간은 매일 실시하고 그후 3개월간은 1주일에 한 번 정도로 연속해서 실시해야 한다.

□ S.I.S.식 울병 요법, 가벼운 증상에서 중증인 사람까지(증상별 3단계 프로그램)

8가지의 실천법을 매일의 생활속에 어떻게 짜 넣어 가면 좋은가 한사람 한사람의 증상, 환경, 성격에 따라 다르다.

환자의 마음 상태에 따라서 과정이 약간씩 다르므로 획일적인 프로그램을 구성할 수 없다. 그래서 다음과 같이 3가지 증상별로 나누어 S.I.S.식 프로그램을 구성하였으니 이를 토대로 자신의 독특한 훈련 과정을 만들기 바란다.

울병은 반드시 치료되는 병이지만 매우 괴로운 병이기 때문에 주위 사람도 잘 이해하고 환자를 돕지 않으면 안 된다. 울병의 가장 무서운 점은 비관적인 기분이 되어 발작적으로 자살하는 것이므로 가족이나 주위 사람의 간호와 이해가 가장 필요한 것이다. 그러나 서툰 격려보다 환자 스스로가 자신의 의지와 의욕을 찾도록 하는 것이 무엇보다 중요하다.

① 걸을 수조차 없는 중증인 사람의 경우

기상 시간 : 오전 7시

오전 7시 : 기상. 기상 후에 방바닥 위에서 요가 체조를 5분간 하거나 할 수 없으면 정좌만 하고 있어도 괜찮다. 정좌한 채 '맹세'를 실시한다.

7시 30분 : 아침 산책이나 체조를 전혀 할 수 없는 사람은 그저 걸을 수 있는 것만으로 위로를 하면서 산책 코스를 간다는 생각으로 조금이라도 걷도록 한다.

- 집에서 한발짝이라도 좋으니까 밖에 나가 보는 것부터 시작한다.
- 가령 한걸음씩이라도 매일 조금씩 거리를 늘려 나간다.
- 이 시기에는 반드시 누군가가 같이 따라 간다.
- 이러한 방법으로 어떻게든 산책할 수 있는 상태까지 만드는 노력을 해 볼 것. 아니면 모임에 가입하여 함께 노력하는 것도 좋다.

8시 : 산책에서 돌아온다. 그대로 아침 체조.

- 체조를 할 수 없는 상태에 있다면 할 수 있었을 때의 경우를 명상하면서 체조 순서를 마음으로 생각해 본다. 신체의 아주 작은 부분만이라도 움직이게 되면 충분하다.
- 신체의 작은 움직임을 조금씩 큰 동작으로 해 나간다.
- 무리하지 않도록 조금씩 길들여 가도록 한다.

8시 30분 : '맹세' 노트의 실천.

밤의 커리큘럼은 자신의 시간에 따라 구성할 수 있다. 체조를 할 수 없으면 정좌하고 10분간 있는다. 그 후 S.I.S.식 명상과 일기 요법을 실시한다.

중증 환자의 경우 첫 10일간이 포인트로써 생명의 위험도 있으므로 입원가료의 필요가 있다. 따라서 자택 요양을 할 수 있는 경우에는 아직 경미한 상태라고 할 수 있다. 실제 정말로 중증이라면 아무것도 할 수 없는 상태이므로 회복을 기다린 후 시작하게 된다. 가면 울병이나 상태가 가벼운 경우에는 가족이 시중 들면서 실시하게 한다.

만일 걸을 수 있는 것 같으면 가족이 아무렇지 않게 '잠깐 산책해 볼까', '잠깐 몸이라도 움직여 볼까'하는 식으로 본인에게 의욕을 불러 일으키는 말을 걸지만 절대 강요는 하지 않도록 한다. 본인이 치료하고 싶은 의지가 있기 때문에 그것을 이해했다면 서툰 격려 따위는 하지 말아야 한다. 일단 자신감을 가질 수 있으면 치료에 대한 의욕도 높아지기 때문에 그것을 잘 끌어 내도록 하는 것이다.

② 자신의 일은 스스로 할 수 있지만 사회적인 행동은 할 수 없게 된 사람의 경우

기상 시간 : 6시
6시 : 기상. 기상 후 방바닥 위에서 가볍게 요가 체조를 5분

간 하고 맹세의 시간을 갖는다.

6시 30분 : 아침 산책.

• 처음은 자신의 페이스대로 천천히 걸어도 상관 없다. 아울러 2~30분에 걸으려고 조급해 할 필요는 없다. 정신과 진료를 받고 있으면 혼자서 행동할 수 있다는 허가가 내릴 때까지는 누군가가 산책에 따라가 주도록 한다.

7시 : 산책에서 돌아온다. 그대로 아침 체조.

• 전부 할 수 없어도 상관없다. 기본 포즈 10개 중에서 몇 가지인가를 선택해서 하기 쉬운 체조를 스스로 구성할 수 있다. 익숙해지면 포즈의 종류를 하나씩 늘려가서 기본 포즈 10개를 모두 하도록 노력한다.

7시 30분 : '맹세' 노트의 실천.

밤의 커리큘럼은 자신의 시간에 따라 구성할 수 있다. 체조 후에 자율훈련법, 명상, 일기 요법을 실시한다.

밖에 나갈 수 있을 정도의 사람이라면 '일찍 일어나기 모임' 등에 참가하도록 한다. 이 모임은 일주일에 한 번, 월요일 아침 6시부터 7시까지, 1시간 가량 만나도록 하는 것이 이상적이다.

집에서 누워 있는 일은 없더라도 혼자서 외출할 수 없는 사람은 상당히 많다. 특히 회복기에는 기분의 진폭이 커서 발작적으로 침울해지는 경우가 있어 최악의 경우에는 자살의 가능성도 있으므로 간호사가 필요해진다.

그러나 위의 과정대로 하다 보면 자신감이 생겨 혼자서도 나갈 수 있게 된다.

③ 익숙해진 사람의 경우

기상 시간 : 오전 5시

5시 : 기상. 기상 후 방바닥 위에서 가볍게 요가 체조를 5분 간하고 맹세.

5시 30분 : 아침 산책.

6시 : 아침 산책에서 돌아온다. 그대로 아침 체조.

6시 30분 : '맹세' 노트의 실천.

밤의 커리큘럼은 자신의 시간에 따라 구성한다. 체조 후에 자율훈련법, 명상, 일기 요법.

조기 기상은 5시가 당면 목표이다. 익숙해짐과 동시에 기상 시간을 좀더 당겨서 4시 기상, 3시 기상으로 해 나간다.

□ '일찍 일어나기 모임'을 만들어 울병을 함께 극복한다

실천⑧에 들어 오면서 S.I.S.식 카운셀링 방법에서도 설명했지만 이 요법은 혼자서 할 수 있는 치료법인 까닭에 일정한 모임을 구성하여 실시하는 것이 지속성을 갖게 하고 사람들과의 유대를 강화한다는 측면에서 훨씬 효과가 높다고 할 수 있다.

특히 같은 증상에 놓인 사람들끼리는 같은 고통을 체험하고 있기 때문에 감정적으로 금방 친해질 수 있다.

아침에 일찍 일어난다거나 아침 산책과 체조, 명상 등의 요법은 자기 스스로 실시하는 것이다. 그 때문에 상당히 엄격한 자기 규제를 할 수 없으면 오래 계속하기는 어려워진다. 신체의 상태가 좋아짐에 따라서 좀더 누워 있고 싶다, 산책을 빠질까, 체조를 건너 뛸까 등으로 생각하기 시작한다.

특히 겨울에는 빠지고 싶어진다. 더욱이 처음과 같은 극적인 효과가 없기 때문에 어떻게든 그만두기 위한 정당한 이유를 붙여서 슬슬 게을러지다가 나중에는 아예 그만두게 된다.

아무리 의지가 강한 사람이라도 혼자서는 한계가 있고 좀체로 목표도 설정할 수 없는 것이다. 더구나 간단히 자신의 계획을 없었던 것으로 할 수도 있다. 그 때문에 이 목표는 상당히 매력적인 것이어야만 한다.

울병의 사람에게 있어서 매력적인 것이란 무엇일까? 누구에게나 공통적으로 말할 수 있는 것은 어쨌든 심신 모두 건강해지는 것이다.

두 번 다시 괴로운 울병의 고통을 반복하고 싶지 않다, 절대로 재발하는 일이 없는 자신을 만든다. 이것이 최고로 매력적인 목표라고 하겠다. 그래서 이 매력적인 증거를 눈 앞에 내밀면 반드시 자신도 그렇게 되고 싶다고 생각하게 된다.

그것이 집단 요법의 기본 개념이다.

그 집단 요법이 '일찍 일어나기 모임'과 같은 것이다. 모임에 출석하면 자신과 같은 증상을 안고 있는 사람 혹은 그 이상으로 증상이 나빴던 사람이 훌륭하게 회복돼서 기쁜 마음으로 삶을 가꾸어 나가는 모습을 보게 된다.

또한 이 모임에 나가다 보면 동지 의식이 기본이 되므로 자신들의 과거 병력(病歷)을 숨기지 않고 체험적으로 조언도 해

주고 격려도 해준다. 환자에게 있어서 그것보다 나은 격려는 없다.

그 모임의 구성원들 중에서 완치된 사람을 보면서 자신의 목표를 정하기도 하며 그것에 촉발되어 자기 집에서 울병 치료법을 확실하게 실천함과 아울러 '일찍 일어나기 모임' 등에도 솔선해서 출석하게 되는 것이다.

집단 요법의 이점이란 바로 이런 모임과 교류를 통한 자기 계발에 있는 것이다.

□ 자기 계발의 4단계

S.I.S.식 자율 신경 훈련법에 있어서 자기 계발의 단계는 1년을 4단위로 나누어 실시하게 된다.

그 단계에 들어가기 위한 우선 조건으로 '백일 실천'이 있다. 하루도 쉬지 않고 백일간 계속 S.I.S.식 요법을 실시하였다면 그 사람은 본격적인 훈련에 들어갈 준비가 된 것이다.

여기까지가 가장 힘든 기간일지도 모른다. 이 백일을 완수하면 대부분의 사람은 치료된 것을 자각하고 증상이 모두 사라지지 않더라도 자신감이 넘친다.

이제부터 본격적인 자기계발에 들어 간다.

자기 계발의 제1단계.

그때까지는 자신의 증상에만 사로잡혀 있었던 것을 이번은 자신의 경험을 다른 사람에게 설명하거나 사례적인 조언을 해줌으로써 자기 이외의 일에 관심을 기울이는 작업을 시작하게 된다.

　울병에 걸린 사람의 성격은 원래 타인 본위이기 때문에 타인을 중심으로 한 자기표현이 많았겠지만 이 단계에서는 그런 자신을 해방해서 타인 앞에서 자신을 표현하는 훈련을 한다
　타인이 어떻게 생각하고 있는지, 남의 생각이 신경 쓰여 좀처럼 자기 표현을 할 수 없었지만 이제는 자신과 타인이 어떻게 관계되어 똑같은 위치가 되어 가느냐가 테마가 된다.
　그것을 위한 초보적 단계가 이 자기 계발 초급의 단계이다. 기간은 3개월, 백일간. 이 기간의 기상 시간은 5시이다.
　이 단계가 끝나면 자기 계발 2단계.
　중급에 들어간다. 이 기간은 3개월, 백일. 중급이 되면 아침 체조가 강화되며 기상 시간도 4시 기상이 된다.
　중급을 끝냈으면 드디어 자기 계발 제3단계.
　이제 상급의 단계가 된 것이다.
　이 단계가 되면 스스로 자신의 증상을 조정할 수 있게 되고 혹시 모임에 나간다면 그 모임의 초보(?) 회원들에게 조언도 해줄 수 있게 된다.
　처음 '일찍 일어나기 모임' 등에 참가하는 사람은 불안으로 가득하다. 이 치료법으로 과연 좋아질까 하고 회의적이다.
　그런 사람들의 불안을 제거해 주는 것이 체험자의 일이다. 옛날의 자신도 마찬가지였기 때문에 어느 부분에서 보면 의사보다도 효과적이거나 설득력이 있다.
　자신의 체험을 바탕으로 얘기할 수 있기 때문에 불안을 갖고 있는 사람에게 있어서는 울병 체험자들 이상으로 좋은 모델

은 없다고 하겠다.

　상담자로서의 입장이라도 모처럼 회복된 시기에 있기 때문에 자신의 증상과 같은 경우와 만난다는 것은 약간의 불안과 공포감이 있을 수도 있다.

　사실 어떤 의미에서는 아예 자신의 증상과 상면하기 싫어질 수도 있다.

　그러나 여기에 대면함으로써 자신이 체험해 온 고통의 정체를 확실히 인식할 수 있다.

　타인의 고통과 대면하면서 자신이 더듬어 온 증상의 실체를 인식할 수 있었을 때, 두번 다시 같은 실수를 반복하지 않기 위한 지혜를 얻을 수 있다.

　이렇게 제3단계를 끝냈을 때에는 이제 완전히 울병으로부터 해방될 수 있다.

　이 단계가 끝나는 시기는 이 요법을 시작한 지 1년 정도 경과될 무렵이다.

　1년이 지나면 대부분의 사람은 발병 전보다 훨씬 생기있게 살 수 있게 된다.

　그뿐인가?

　고통을 극복한 자신감에서 사물을 보는 눈, 사고 방식이 매우 부드러워질 수 있다.

　타인에게도 너그러워질 수 있고 대범해질 수 있다.

　이 병에 걸리지 않았다면 인생을 자만하면서 살고 있었을 사람이 적당히 반성도 하면서 살게 된다.

판권본사소유

우울증 예방과 치료법

2014년 1월 20일 인쇄
2014년 1월 30일 발행

지은이 | 현대건강연구회
펴낸이 | 최 상 일
펴낸곳 | 태 을 출 판 사
서울특별시 중구 신당6동 52-107(동아빌딩내)
등 록 | 1973 1.10(제4-10호)

ⓒ2009. TAE-EUL publishing Co.,printed in Korea
※잘못된 책은 구입하신 곳에서 교환해 드립니다

■ 주문 및 연락처
우편번호 100-456
서울 특별시 중구 신당 6동 제52-107호(동아빌딩내)
전화: 2237-5577 팩스: 2233-6166

ISBN 89-493-0380-9   13510